Manejo Dental de Niños Extraordinarios: Cuidando Sonrisas

Emilia Mastrolonardo

-2021-

Título Original:

Manejo Dental de Niños Extraordinarios: Cuidando Sonrisas

Autor: Emilia Mastrolonardo

Copyright ©2021 Emilia Mastrolonardo

Primera Edición

ISBN: 9798339021520

Toda precaución fue tomada para asegurar la fiabilidad del contenido, sin embargo, el autor no puede asumir la responsabilidad por las correcciones que se puedan generar de la información suministrada. Estas referencias están sujetas a cambio sin previo aviso. Todos los derechos reservados. Esta publicación no puede ser reproducida, ni en todo ni en parte, ni registrada en o transmitida por, un sistema de recuperación de información, en ninguna forma ni por ningún medio, sea digital, electrónico, por fotocopia, o cualquier Otro, sin el permiso previo del autor.

Índice

Introducción	1
Parte I: Comprendiendo a los Niños Extraordinarios	**10**
Capítulo 1: Introducción a la Odontología Pediátrica	**10**
Definición y alcance	10
Historia de la odontología pediátrica	14
Capítulo 2: Niños con Necesidades Especiales	**25**
Tipos de necesidades especiales	25
Importancia del enfoque personalizado	35
Capítulo 3: Desarrollo Infantil y Salud Dental	**43**
Etapas del desarrollo infantil	43
Impacto en la salud bucal	48
Capítulo 4: Factores Psicológicos y Emocionales	**58**
Miedo y ansiedad dental	58
Estrategias para el manejo emocional	68
Parte II: Estrategias de Manejo en la Clínica Dental	**77**
Capítulo 5: Preparación y Ambiente Clínico	**77**
Diseño de la clínica amigable para niños	77
Equipos y tecnologías recomendadas	82
Capítulo 6: Comunicación Efectiva con Niños y Padres	**92**
Técnicas de comunicación	92
Educación a los padres sobre la salud dental	100
Capítulo 7: Técnicas de Manejo del Comportamiento	**107**
Técnicas de comportamiento no farmacológicas	107
Manejo farmacológico: sedación y anestesia	117
Capítulo 8: Procedimientos Comunes en Odontología Pediátrica	**127**
Profilaxis y fluoruración	127
Tratamientos restaurativos	132
Capítulo 9: Emergencias Dentales en Niños	**140**
Prevención y manejo de traumas dentales	140
Primeros auxilios dentales	147
Parte III: Marketing y Gestión de una Clínica Pediátrica	**153**
Capítulo 10: Marketing en la Odontología Pediátrica	**153**
Estrategias de marketing digital	153
Publicidad y redes sociales	159
Capítulo 11: Fidelización de Pacientes	**166**
Creación de una experiencia memorable	166
Programas de seguimiento y recordatorios	171

Capítulo 12: Gestión de la Práctica Dental Pediátrica   **179**
Administración eficiente   179
Gestión del personal y formación continua   185
Capítulo 13: Ética y Responsabilidad Social   **192**
Ética en la práctica pediátrica   192
Participación comunitaria y responsabilidad social   198
Parte IV: Casos Prácticos y Estudios de Caso   **204**
Capítulo 14: Casos Clínicos en Odontología Pediátrica   **204**
Presentación de casos reales   204
Análisis y soluciones propuestas   210
Capítulo 15: Lecciones Aprendidas de la Práctica Clínica   **215**
Reflexiones sobre la experiencia clínica   215
Mejores prácticas y consejos prácticos   220
Parte V: Recursos Adicionales   **227**
Capítulo 16: Guías y Protocolos   **227**
Protocolos de tratamiento   227
Guías para padres y cuidadores   235
Capítulo 17: Recursos para Profesionales   **246**
Herramientas educativas y de formación   246
Enlaces a recursos y literatura especializada   254
Conclusión   **259**
Reflexiones Finales   **259**
Visión de Futuro en la Odontología Pediátrica   **262**
Apéndices   **266**
Glosario de Términos   **266**
Bibliografía   **278**

Introducción

Manejo Dental de Niños Extraordinarios: Cuidando Sonrisas

La odontología pediátrica es una disciplina fascinante y crucial que abarca mucho más que simplemente el cuidado de los dientes de los niños. En la práctica, se trata de la formación de sonrisas saludables y la construcción de una base sólida para la salud bucal a lo largo de la vida. Este libro, "Manejo Dental de Niños Extraordinarios: Cuidando Sonrisas", ha sido concebido para servir como una guía exhaustiva y accesible, diseñada no solo para odontólogos y profesionales de la salud bucal, sino también para padres, educadores y cuidadores que buscan comprender mejor cómo proporcionar el mejor cuidado posible a los niños con diversas necesidades y desafíos.

La infancia es una etapa crucial en la vida de una persona, un período en el que se sientan las bases para la salud futura. La odontología pediátrica desempeña un papel fundamental en la promoción de la salud general, no solo a través de la prevención y el tratamiento de enfermedades bucodentales, sino también mediante la educación y la creación de hábitos saludables. Los niños son individuos únicos con características y necesidades específicas que requieren una atención dental adaptada y especializada. Esta especialidad no se limita a la práctica clínica; implica también un enfoque holístico que abarca la comprensión de los aspectos físicos, emocionales y sociales del desarrollo infantil.

El Rol del Odontólogo Pediátrico

El odontólogo pediátrico no solo es un experto en la salud dental infantil, sino también un defensor del bienestar general del niño. Este profesional debe poseer una combinación de habilidades técnicas avanzadas, una profunda comprensión del desarrollo infantil y la capacidad de establecer una relación de confianza con sus jóvenes pacientes y sus familias. El odontólogo pediátrico debe ser capaz de crear un ambiente seguro y acogedor donde los niños se sientan cómodos y donde se promueva la educación en salud bucal de manera efectiva.

Además, el odontólogo pediátrico debe estar preparado para abordar una amplia gama de condiciones y necesidades especiales que afectan la salud bucal de los niños. Desde problemas de desarrollo y trastornos genéticos hasta discapacidades físicas y emocionales, cada niño presenta un conjunto único de desafíos que requieren un enfoque personalizado y compasivo. La capacidad de adaptarse a estas diversas necesidades y proporcionar un cuidado integral es una de las competencias más importantes que debe poseer un odontólogo pediátrico.

La Importancia de la Educación y la Prevención

Una de las responsabilidades más importantes del odontólogo pediátrico es la educación y la promoción de la salud bucal. La educación en salud bucal debe comenzar en la infancia y continuar a lo largo de la vida, con un enfoque en la prevención de enfermedades y la promoción de hábitos saludables. Los padres y cuidadores desempeñan un papel crucial en este proceso, y es responsabilidad del odontólogo proporcionarles la información y las herramientas que necesitan para apoyar la salud bucal de sus hijos en el hogar.

La prevención es la piedra angular de la odontología pediátrica. A través de la educación y la intervención temprana, los odontólogos pueden ayudar a prevenir la caries dental, la enfermedad periodontal y otras condiciones bucales que pueden afectar la salud y el bienestar general del niño. La promoción de prácticas preventivas, como la higiene bucal adecuada, la dieta saludable y las visitas regulares al dentista, es esencial para mantener una buena salud bucal y evitar problemas dentales a largo plazo.

Estructura del Libro

Este libro se divide en cinco partes principales, cada una de las cuales aborda un aspecto crucial de la odontología pediátrica y el cuidado de los niños con necesidades especiales.

Parte I: Comprendiendo a los Niños Extraordinarios

La primera parte del libro está dedicada a comprender a los niños y sus necesidades específicas en el contexto de la odontología pediátrica. Se inicia con una introducción a la odontología pediátrica, proporcionando una visión general de su definición y alcance, así como una revisión de su evolución histórica. Se destacan los avances significativos en la atención dental infantil y se explora cómo la odontología pediátrica ha evolucionado para satisfacer las necesidades cambiantes de los niños y sus familias.

El segundo capítulo se enfoca en los niños con necesidades especiales, un grupo que a menudo requiere un enfoque personalizado y adaptado. Se examinan los diversos tipos de necesidades especiales, incluidas las físicas, intelectuales y emocionales, y se enfatiza la importancia de proporcionar un cuidado dental adaptado y accesible para todos los niños. La atención a los niños con necesidades especiales no solo implica adaptaciones en la práctica clínica, sino también una comprensión profunda de sus desafíos y la capacidad de proporcionar un apoyo continuo y compasivo.

El tercer capítulo aborda la relación entre el desarrollo infantil y la salud dental. Se exploran las diferentes etapas del desarrollo infantil y cómo cada una de ellas impacta la salud bucal. Desde la erupción de los dientes de leche hasta la transición a la dentición permanente, cada etapa presenta desafíos únicos que requieren una atención específica. La comprensión de estas etapas es crucial para proporcionar un cuidado dental efectivo y para prevenir problemas que puedan afectar la salud bucal a largo plazo.

El cuarto capítulo se centra en los factores psicológicos y emocionales que influyen en la salud dental de los niños. Se discuten las causas del miedo y la ansiedad dental y se presentan estrategias para manejar estos sentimientos y promover una experiencia dental positiva. La relación entre la salud mental y la salud bucal es un tema clave, y se enfatiza la importancia de abordar las necesidades emocionales de los niños en el contexto de su atención dental.

Parte II: Estrategias de Manejo en la Clínica Dental

La segunda parte del libro proporciona una guía práctica para manejar el entorno de la clínica dental de manera que sea acogedor y accesible para los niños. El capítulo cinco ofrece recomendaciones sobre el diseño de la clínica, incluyendo la disposición de los espacios y la selección de equipos y tecnologías que pueden mejorar la eficiencia y la comodidad. Se destacan las mejores prácticas para crear un ambiente amigable y seguro que pueda reducir la ansiedad y hacer que las visitas al dentista sean más agradables para los niños.

El sexto capítulo se enfoca en la comunicación efectiva con los niños y sus padres. Se presentan técnicas de comunicación que pueden ayudar a los odontólogos a explicar los procedimientos de manera clara y comprensible y a establecer una relación de confianza con sus pacientes jóvenes. La educación de los padres sobre la salud dental de sus hijos es otro aspecto clave de este capítulo, subrayando la importancia de empoderar a los padres para que puedan apoyar y fomentar buenos hábitos de higiene bucal en el hogar.

El séptimo capítulo ofrece una visión detallada de las técnicas de manejo del comportamiento que pueden ayudar a los odontólogos a trabajar de manera efectiva con los niños. Se exploran tanto las técnicas no farmacológicas, como el uso de la comunicación y la educación para reducir la ansiedad y fomentar la cooperación, como las técnicas farmacológicas, incluyendo la sedación y la anestesia, que pueden ser necesarias en algunos casos para asegurar que los procedimientos se realicen de manera segura y sin dolor.

El capítulo ocho describe los procedimientos dentales más comunes en la odontología pediátrica, incluyendo la profilaxis, la aplicación de flúor y los tratamientos restaurativos. Se proporciona una guía paso a paso para cada procedimiento, con un enfoque en las mejores prácticas y las técnicas que pueden ayudar a minimizar el dolor y la incomodidad para los pacientes jóvenes. También se discuten las indicaciones y las contraindicaciones de cada procedimiento, y se ofrecen recomendaciones para el seguimiento y la atención postoperatoria.

El noveno capítulo aborda la prevención y el manejo de las emergencias dentales en niños. Se discuten las causas comunes de las emergencias dentales, como los traumatismos y las infecciones, y se presentan estrategias para prevenir estos problemas y manejar las emergencias de manera efectiva cuando ocurren. Se ofrece una guía práctica sobre los primeros auxilios dentales y las técnicas de manejo del dolor que pueden ayudar a estabilizar al paciente y prevenir complicaciones mayores.

Parte III: Marketing y Gestión de una Clínica Pediátrica

La tercera parte del libro está dedicada al marketing y la gestión de una clínica dental pediátrica. El capítulo diez ofrece una guía sobre cómo desarrollar estrategias de marketing efectivas que puedan ayudar a atraer y retener a los pacientes. Se exploran las técnicas de marketing digital, incluyendo el uso de redes sociales y publicidad en línea, y se ofrecen consejos sobre cómo crear una marca fuerte y construir una reputación positiva en la comunidad. La importancia de una estrategia de marketing coherente y bien diseñada es fundamental para el éxito de una clínica dental pediátrica.

El capítulo once se enfoca en la fidelización de pacientes, un aspecto crucial para el éxito a largo plazo de una clínica dental pediátrica. Se discuten las estrategias para crear una experiencia memorable para los pacientes y sus familias, incluyendo la atención personalizada y el uso de programas de seguimiento y recordatorios que pueden ayudar a fomentar la lealtad y la retención de pacientes. La creación de una relación de confianza y apoyo con los pacientes y sus familias es fundamental para mantener una práctica dental exitosa y sostenible.

El capítulo doce ofrece una guía sobre la gestión eficiente de una práctica dental pediátrica. Se exploran las mejores prácticas para la administración de la clínica, incluyendo la gestión del personal, la formación continua y la optimización de los procesos administrativos. La implementación de sistemas eficientes de gestión puede ayudar a mejorar la calidad de la atención y a maximizar la satisfacción de los pacientes y sus familias. La gestión efectiva no solo se trata de la administración interna de la clínica, sino también de la manera en que se interactúa con los pacientes y se brinda un servicio excepcional.

El capítulo trece aborda la ética y la responsabilidad social en la práctica dental pediátrica. Se discuten los principios éticos que deben guiar la práctica dental, incluyendo el respeto por la autonomía del paciente, la beneficencia y la justicia. Además, se explora la importancia de la participación comunitaria y la responsabilidad social, y se ofrecen recomendaciones sobre cómo los odontólogos pueden contribuir al bienestar de sus comunidades a través de programas de educación y prevención de la salud bucal. La ética y la responsabilidad social son componentes esenciales de una práctica dental que no solo busca el éxito profesional, sino también el bienestar de la comunidad en general.

Parte IV: Casos Prácticos y Estudios de Caso

La cuarta parte del libro se centra en la presentación de casos prácticos y estudios de caso en odontología pediátrica. El capítulo catorce ofrece una serie de casos clínicos que ilustran los desafíos y las soluciones en el tratamiento dental de los niños. Cada caso incluye una descripción detallada del problema, el enfoque de tratamiento y los resultados, así como las lecciones aprendidas que pueden ser aplicadas en la práctica clínica. La revisión de casos prácticos proporciona una valiosa oportunidad de aprendizaje y reflexión sobre las mejores prácticas y las estrategias efectivas en la odontología pediátrica.

El capítulo quince se centra en las lecciones aprendidas de la práctica clínica. Se presentan reflexiones sobre la experiencia clínica y se ofrecen consejos prácticos y mejores prácticas que pueden ayudar a los odontólogos a mejorar la calidad de su atención y a abordar los desafíos comunes en la odontología pediátrica. La experiencia y la reflexión son elementos clave para el desarrollo profesional continuo y para la mejora de la práctica dental. La capacidad de aprender de la experiencia y de aplicar este conocimiento en la práctica es esencial para proporcionar una atención dental de alta calidad y para mejorar la salud bucal de los niños.

Parte V: Recursos Adicionales

La quinta y última parte del libro ofrece una serie de recursos adicionales que pueden ser útiles para los profesionales de la salud bucal. El capítulo dieciséis proporciona guías y protocolos de tratamiento que pueden ayudar a los odontólogos a estandarizar su práctica y a asegurar que los pacientes reciban una atención de alta calidad. Estas guías incluyen recomendaciones sobre el manejo de diversos problemas dentales y sobre las mejores prácticas para la prevención y el tratamiento de las enfermedades bucodentales. La estandarización de los procedimientos y la adherencia a los protocolos pueden mejorar la eficiencia y la eficacia del tratamiento dental y asegurar resultados consistentes y positivos para los pacientes.

El capítulo diecisiete ofrece una colección de recursos educativos y de formación para los profesionales de la salud bucal. Se incluyen enlaces a recursos en línea, literatura especializada y herramientas educativas que pueden ayudar a los odontólogos a mantenerse actualizados sobre los últimos avances en la odontología pediátrica y a mejorar sus habilidades clínicas. La formación continua y el acceso a recursos de calidad son fundamentales para el desarrollo profesional y para la mejora de la práctica dental. La inversión en educación y formación no solo beneficia a los profesionales de la salud bucal, sino que también contribuye a mejorar la calidad de la atención dental que se brinda a los niños.

En "Manejo Dental de Niños Extraordinarios: Cuidando Sonrisas", se explora de manera exhaustiva la importancia de la odontología pediátrica y se ofrece una guía completa para el cuidado dental de los niños. Desde la comprensión de las necesidades únicas de los niños hasta la implementación de estrategias efectivas para la gestión y el marketing de una clínica dental, este libro proporciona las herramientas y el conocimiento necesarios para mejorar la salud bucal de los niños y fomentar una relación positiva y duradera con la atención dental. La salud bucal de los niños es un componente esencial de su bienestar general, y la odontología pediátrica desempeña un papel crucial en la promoción de una salud bucal óptima a lo largo de la vida.

Parte I: Comprendiendo a los Niños Extraordinarios

Capítulo 1:

Introducción a la Odontología Pediátrica

Definición y Alcance

La odontología pediátrica es una rama especializada de la odontología que se dedica a la prevención, diagnóstico y tratamiento de las enfermedades y condiciones orales que afectan a los niños desde la infancia hasta la adolescencia. Esta disciplina se enfoca en el desarrollo integral de la salud bucal infantil, incluyendo aspectos relacionados con el crecimiento y desarrollo de la cavidad oral, así como en la gestión de comportamientos y el establecimiento de hábitos saludables a largo plazo.

El cuidado dental en la infancia no es solo una cuestión de tratar caries o enfermedades. La odontología pediátrica se extiende a la promoción de un crecimiento saludable, la corrección temprana de posibles problemas ortodóncicos y la educación tanto de los niños como de sus familias sobre la importancia de mantener una buena higiene oral. Además, se enfoca en la adaptación del ambiente dental para hacer las visitas al dentista lo menos intimidantes posible, facilitando así una experiencia positiva que promueva el cumplimiento a lo largo de la vida.

Objetivos y Metas de la Odontología Pediátrica

El principal objetivo de la odontología pediátrica es asegurar la salud oral óptima en los niños y, a través de ello, contribuir a su bienestar general. Para lograr este fin, se contemplan varias metas específicas:

Prevención de enfermedades bucales: La prevención es la piedra angular de la odontología pediátrica. Esto incluye la educación en higiene oral, la aplicación de flúor, la colocación de selladores dentales y la promoción de hábitos alimenticios saludables. La prevención temprana de enfermedades como la caries dental no solo protege la salud bucal, sino que también reduce la necesidad de tratamientos costosos y traumáticos en el futuro.

Detección temprana de problemas orales: Los odontopediatras están capacitados para identificar problemas en las etapas más tempranas, permitiendo un tratamiento oportuno y menos invasivo. La detección temprana de caries, maloclusiones y otras condiciones es esencial para prevenir complicaciones mayores en el futuro, asegurando que los tratamientos necesarios sean menos complejos y más efectivos.

Educación y concienciación: Se busca educar tanto a los niños como a los padres sobre la importancia de la salud bucal y cómo mantenerla. La concienciación sobre las prácticas de higiene oral y la dieta es crucial para prevenir enfermedades orales. Esto incluye enseñar a los niños cómo cepillarse correctamente, la importancia del uso del hilo dental y la influencia de la dieta en la salud dental.

Manejo del comportamiento: Una parte integral de la odontología pediátrica es el manejo del comportamiento del niño durante la consulta dental. Técnicas como la comunicación efectiva, la distracción y el refuerzo positivo son esenciales para proporcionar una experiencia positiva y minimizar la ansiedad dental. El manejo del comportamiento no solo facilita los tratamientos en el corto plazo, sino que también establece una relación positiva y duradera con el cuidado dental.

Atención especializada para niños con necesidades especiales: Los odontopediatras también están preparados para manejar las necesidades dentales de los niños con condiciones médicas o de desarrollo especiales, adaptando las técnicas y el ambiente de la clínica para satisfacer sus necesidades específicas. Esto puede incluir desde la modificación de la técnica de cepillado hasta la adaptación de la consulta para hacerla accesible y cómoda para todos los niños, independientemente de sus necesidades.

Campo de Aplicación de la Odontología Pediátrica

La odontología pediátrica cubre una amplia gama de áreas, cada una de las cuales juega un papel crucial en el mantenimiento de la salud bucal infantil:

Cuidado preventivo: La prevención es clave en la odontología pediátrica. Se implementan medidas como limpiezas dentales, la aplicación de flúor y la colocación de selladores dentales para prevenir caries y otras enfermedades dentales. La implementación de programas preventivos no solo mantiene la salud bucal, sino que también fomenta hábitos saludables que los niños llevarán consigo a lo largo de sus vidas.

Tratamiento restaurativo: Incluye intervenciones como empastes, coronas y tratamientos de conducto en dientes temporales y permanentes para restaurar la función y estética de los dientes dañados. Los tratamientos restaurativos aseguran que los niños mantengan una función dental adecuada y una sonrisa estética, lo cual es crucial para su bienestar general y su autoestima.

Ortodoncia temprana: La evaluación y tratamiento de maloclusiones dentales desde una edad temprana pueden prevenir problemas más complejos en el futuro. La intervención ortodóntica temprana puede corregir problemas antes de que se conviertan en más graves, asegurando una alineación dental adecuada y una mordida saludable.

Atención de emergencias dentales: Los odontopediatras están preparados para manejar traumas dentales y otras urgencias que puedan ocurrir en niños, como fracturas de dientes o avulsiones dentales. La respuesta rápida y efectiva a las emergencias dentales puede marcar la diferencia entre la conservación y la pérdida de un diente.

Educación y promoción de la salud: Los odontopediatras desempeñan un papel vital en la educación y promoción de la salud bucal, fomentando hábitos saludables en los niños y sus familias. Esto incluye desde talleres educativos en escuelas hasta la participación en políticas de salud pública relacionadas con la odontología infantil, contribuyendo a la mejora de la salud bucal a nivel comunitario.

La odontología pediátrica no solo se enfoca en el tratamiento de las enfermedades, sino en la creación de un entorno que promueva la salud bucal a lo largo de la vida. Mediante la educación, la prevención y el tratamiento adecuado, los odontopediatras desempeñan un papel crucial en el establecimiento de hábitos saludables y en la promoción del bienestar general de los niños.

En resumen, la odontología pediátrica es una disciplina fundamental en la salud infantil que aboga por una atención integral y preventiva. Su enfoque en la educación, prevención y manejo adecuado de las condiciones orales asegura no solo la salud dental de los niños, sino también su bienestar general a largo plazo. Al invertir en la salud bucal infantil, no solo estamos cuidando de sus dientes, sino también de su futuro.

Historia de la Odontología Pediátrica

Orígenes y Desarrollo Temprano

La historia de la odontología pediátrica es una fascinante narración que refleja la evolución de la comprensión y el cuidado de la salud bucal infantil a lo largo del tiempo. En sus primeros días, la atención dental para los niños no se diferenciaba significativamente de la atención para los adultos. No obstante, a medida que la medicina y la odontología evolucionaron, se reconoció la necesidad de un enfoque especializado para los niños. Este reconocimiento marcó el inicio de una era que sentaría las bases para la odontología pediátrica moderna.

Primeros Tiempos: Raíces en la Antigüedad

Los primeros registros de cuidado dental en niños se remontan a las antiguas civilizaciones egipcia y griega, donde se utilizaban técnicas rudimentarias para tratar problemas dentales. Los egipcios, conocidos por su avanzada medicina para la época, incluían prácticas dentales básicas, como la extracción de dientes y el tratamiento de abscesos. En Grecia, el famoso médico Hipócrates hacía referencia en sus escritos a métodos para tratar el dolor dental, aunque estos métodos no eran específicos para niños.

A pesar de estos primeros esfuerzos, la comprensión de la salud bucal en la infancia permaneció limitada durante siglos. En la Edad Media, el cuidado dental seguía siendo primitivo, y la odontología no se reconocía como una disciplina separada de la medicina. Las extracciones de dientes eran comunes, pero se realizaban sin considerar la importancia de los dientes temporales en el desarrollo dental de los niños.

El Renacimiento de la Odontología

No fue hasta el siglo XIX cuando la odontología comenzó a desarrollarse como una disciplina científica independiente. Este período, conocido como el Renacimiento de la odontología, vio una explosión en el conocimiento y la práctica dental gracias a los avances en la anatomía, la fisiología y la microbiología. Estos avances sentaron las bases para una mejor comprensión de las enfermedades dentales y su tratamiento, marcando el inicio de una era de innovación y especialización en la odontología.

Durante este tiempo, comenzaron a surgir los primeros dentistas que se especializaban en el cuidado de los niños. Sin embargo, la mayoría de los tratamientos eran reactivos y se enfocaban en aliviar el dolor y tratar las infecciones, más que en la prevención o la educación. Los niños seguían siendo tratados en las mismas clínicas que los adultos, y la odontología pediátrica como una disciplina distinta aún no había sido formalmente establecida.

La Revolución de la Higiene Dental

El inicio del siglo XX trajo consigo una mayor conciencia sobre la importancia de la higiene dental. En 1909, Alfred C. Fones fundó la primera escuela de higiene dental en Bridgeport, Connecticut. Este evento marcó un hito importante en la promoción de la salud bucal y la prevención de enfermedades dentales en niños. Fones creía firmemente en la educación y la prevención como pilares fundamentales de la salud dental, un enfoque que sería crucial para el desarrollo de la odontología pediátrica.

La creación de la escuela de Fones representó un cambio de paradigma en la odontología, poniendo un fuerte énfasis en la prevención y la educación. Esto sentó las bases para una nueva era en la que la odontología pediátrica no solo se ocuparía de tratar enfermedades, sino también de prevenirlas a través de la educación y la promoción de buenos hábitos de higiene desde una edad temprana.

Evolución en el Siglo XX

Fundación y Crecimiento de Instituciones Especializadas

El siglo XX fue testigo de avances significativos en la odontología pediátrica. En 1927, se fundó la American Academy of Pediatric Dentistry (AAPD) en Estados Unidos. Esta institución estableció estándares para la práctica odontológica pediátrica y promovió la investigación y la educación en este campo. La fundación de la AAPD marcó un hito en la profesionalización de la odontología pediátrica, estableciendo una comunidad de especialistas dedicados al cuidado de la salud bucal infantil.

La AAPD desempeñó un papel crucial en la estandarización de la educación y la práctica de la odontología pediátrica. A través de sus esfuerzos, se desarrollaron guías y protocolos que ayudaron a los odontopediatras a ofrecer un cuidado de calidad y basado en la evidencia. Además, la AAPD fomentó la investigación, lo que llevó a una mejor comprensión de las necesidades específicas de los niños y a la creación de tratamientos más efectivos y seguros.

Avances en la Prevención: Fluoruración del Agua

En las décadas de 1930 y 1940, el descubrimiento de la fluoruración del agua y su efecto en la reducción de la incidencia de caries dentales revolucionó la salud dental infantil. Estudios realizados por el Dr. H. Trendley Dean demostraron que la fluoruración del agua podía reducir significativamente la prevalencia de caries en la población infantil. Este hallazgo condujo a la implementación de programas de fluoruración en muchas comunidades, marcando una nueva era en la prevención de enfermedades dentales.

La fluoruración del agua representó uno de los mayores avances en la salud pública dental del siglo XX. Al agregar pequeñas cantidades de flúor al suministro de agua, se pudo prevenir la caries dental de manera eficaz y económica. Este avance no solo mejoró la salud bucal de millones de niños, sino que también redujo la necesidad de tratamientos dentales costosos y dolorosos, liberando recursos para otras áreas de la salud pública.

Enfoque Holístico en la Odontología Pediátrica

A partir de la década de 1950, la odontología pediátrica comenzó a incorporar un enfoque más holístico que consideraba no solo la salud bucal, sino también el bienestar emocional y psicológico del niño. Se desarrollaron técnicas para el manejo del comportamiento, como la desensibilización sistemática y la hipnosis, para ayudar a los niños a enfrentar sus miedos y ansiedades relacionados con la atención dental.

Este enfoque holístico reconocía que el miedo y la ansiedad eran barreras significativas para recibir atención dental adecuada. Al desarrollar técnicas que abordaban estos aspectos emocionales, los odontopediatras pudieron mejorar la experiencia dental de los niños, creando un entorno más amigable y menos intimidante. Esto no solo mejoró la cooperación de los niños durante los tratamientos, sino que también fomentó una actitud positiva hacia la salud dental que perduraría a lo largo de su vida.

Expansión Global de la Odontología Pediátrica

Durante la segunda mitad del siglo XX, la odontología pediátrica comenzó a expandirse a nivel mundial. La creación de organizaciones y asociaciones internacionales, como la International Association of Paediatric Dentistry (IAPD), ayudó a difundir conocimientos y prácticas avanzadas en todo el mundo. Estas organizaciones promovieron la colaboración internacional y el intercambio de conocimientos, lo que contribuyó al desarrollo global de la odontología pediátrica.

La IAPD, fundada en 1969, se convirtió en una plataforma clave para el avance de la odontología pediátrica a nivel global. A través de conferencias, publicaciones y programas de intercambio, la IAPD facilitó la difusión de las mejores prácticas y avances en el campo, ayudando a estandarizar la atención odontológica pediátrica en diferentes regiones y culturas. Esta colaboración global permitió que los niños de todo el mundo se beneficiaran de los avances en la prevención y el tratamiento dental, mejorando la salud bucal infantil a escala mundial.

Integración de la Psicología Infantil en la Práctica Dental

Un avance importante en la odontología pediátrica fue la integración de la psicología infantil en la práctica dental. A lo largo de las décadas de 1970 y 1980, se reconoció la importancia de entender el desarrollo psicológico y emocional de los niños para ofrecer una atención dental efectiva y compasiva. Esto llevó a la incorporación de técnicas psicológicas en la formación de los odontopediatras y a la adopción de prácticas que fomentaban una experiencia dental positiva para los niños.

El entendimiento de las etapas del desarrollo infantil y la psicología del comportamiento permitió a los odontopediatras adaptar sus enfoques a las necesidades individuales de cada niño. Esto incluyó desde la personalización de la comunicación hasta el uso de técnicas de manejo del comportamiento que promovían la cooperación y reducían la ansiedad. Este enfoque centrado en el niño no solo mejoró la calidad de la atención dental, sino que también estableció una base sólida para una relación positiva y duradera con la salud bucal.

Avances Recientes y el Futuro de la Odontología Pediátrica

Innovaciones Tecnológicas en el Diagnóstico y Tratamiento

En las últimas décadas, la odontología pediátrica ha continuado avanzando a pasos agigantados gracias a la incorporación de nuevas tecnologías. La introducción de la radiografía digital y las técnicas de diagnóstico por imagen avanzadas ha mejorado significativamente la capacidad de los odontopediatras para diagnosticar y tratar problemas dentales en sus etapas más tempranas. Estas tecnologías permiten una visualización detallada de la estructura dental y ósea, facilitando el diagnóstico temprano de caries, maloclusiones y otros problemas dentales.

Además, las herramientas digitales como los escáneres intraorales han transformado la forma en que se toman impresiones dentales, haciéndolas más cómodas y precisas. Esto no solo mejora la experiencia del paciente, sino que también permite a los odontopediatras planificar y ejecutar tratamientos con una precisión sin precedentes. La tecnología láser, por ejemplo, ha permitido realizar procedimientos como la eliminación de caries y el tratamiento de tejidos blandos de manera más eficiente y menos invasiva, reduciendo la necesidad de anestesia y acelerando el tiempo de recuperación.

Materiales Dentales Avanzados y Odontología Mínimamente Invasiva

El desarrollo de materiales dentales más duraderos y estéticamente agradables ha permitido realizar tratamientos restaurativos más efectivos y menos invasivos. Los avances en resinas compuestas y cerámicas han mejorado la durabilidad y la apariencia de los empastes y coronas, proporcionando soluciones más estéticas y funcionales para los dientes dañados. Estos materiales no solo imitan la apariencia natural del diente, sino que también son más compatibles con la estructura dental, reduciendo el riesgo de fracturas y otros problemas a largo plazo.

La introducción de la odontología mínimamente invasiva ha sido un cambio de paradigma en la forma en que se aborda el tratamiento dental en niños. Este enfoque se centra en la conservación de la estructura dental natural y en la reducción de la necesidad de tratamientos más agresivos. Técnicas como la remineralización de caries tempranas y la restauración adhesiva sin perforación están diseñadas para preservar la mayor cantidad posible de tejido dental sano, minimizando la invasividad del tratamiento y mejorando la experiencia del paciente.

Enfoque en la Salud Bucal Integral y Bienestar

La odontología pediátrica moderna ha adoptado un enfoque integral que considera la salud bucal como una parte esencial del bienestar general del niño. Este enfoque reconoce la interconexión entre la salud bucal y otras áreas de la salud, como la nutrición, la salud mental y el desarrollo físico. Los odontopediatras ahora trabajan en colaboración con otros profesionales de la salud para asegurar que los niños reciban una atención integral que aborda todas sus necesidades de salud.

El enfoque integral también se refleja en la educación y la promoción de la salud. Los odontopediatras desempeñan un papel crucial en la educación de los niños y sus familias sobre la importancia de la salud bucal y en la promoción de hábitos saludables que beneficien tanto la boca como el cuerpo. Esto incluye la enseñanza de técnicas adecuadas de cepillado y uso del hilo dental, la promoción de una dieta equilibrada y la prevención de hábitos perjudiciales como el consumo excesivo de azúcar.

Personalización del Tratamiento a Través de la Genética y la Biotecnología

La investigación en genética y biotecnología promete revolucionar la forma en que se diagnostican y tratan las enfermedades dentales. Los avances en la genómica están permitiendo a los científicos comprender mejor cómo los factores genéticos influyen en el desarrollo y la salud bucal de los niños. Esta comprensión está llevando al desarrollo de tratamientos personalizados que se adaptan a las necesidades específicas de cada individuo, proporcionando soluciones más efectivas y menos invasivas.

Por ejemplo, los estudios genéticos están identificando genes específicos que predisponen a ciertos individuos a desarrollar enfermedades dentales como la caries y la enfermedad periodontal. Con esta información, los odontopediatras pueden diseñar planes de tratamiento preventivo y terapéutico personalizados que se dirigen a los factores de riesgo individuales de cada paciente. Además, la biotecnología está abriendo nuevas posibilidades en el campo de la regeneración dental, permitiendo el desarrollo de tratamientos que promuevan la regeneración de tejidos dentales dañados y la reparación de dientes cariados.

La Salud Bucal en el Contexto de la Salud Pública

La creciente conciencia sobre la importancia de la salud bucal y su impacto en la salud general está impulsando la demanda de atención odontológica pediátrica de alta calidad. Los programas de salud pública están reconociendo cada vez más la importancia de la salud bucal en la prevención de enfermedades sistémicas y en la promoción del bienestar general. Esto ha llevado a una mayor integración de la odontología pediátrica en las políticas de salud pública y a una mayor inversión en programas de prevención y tratamiento.

La promoción de la salud bucal en el contexto de la salud pública incluye iniciativas como la fluoruración del agua, los programas de selladores dentales en las escuelas y las campañas de educación para promover la higiene oral. Estas iniciativas no solo mejoran la salud bucal de los niños, sino que también reducen las disparidades en el acceso a la atención dental y mejoran la equidad en la salud. La colaboración entre odontopediatras, educadores y responsables de políticas está ayudando a asegurar que todos los niños, independientemente de su origen socioeconómico, tengan acceso a una atención dental de calidad.

La Globalización de la Odontología Pediátrica

El futuro de la odontología pediátrica se perfila como una disciplina que continuará integrando avances tecnológicos y enfoques holísticos para mejorar la salud bucal de los niños a nivel global. La globalización está facilitando la difusión de conocimientos y prácticas innovadoras en todo el mundo, permitiendo que los odontopediatras de diferentes países compartan experiencias y aprendan unos de otros. Esta colaboración global está impulsando la mejora continua de la atención odontológica pediátrica y está ayudando a establecer estándares internacionales de calidad y seguridad.

Las conferencias internacionales, los programas de intercambio y las publicaciones científicas están desempeñando un papel crucial en la diseminación de conocimientos y en la promoción de la excelencia en la odontología pediátrica. Estos esfuerzos están ayudando a mejorar la formación de los odontopediatras, a fomentar la investigación y a promover la adopción de prácticas basadas en la evidencia. A medida que la globalización continúa, es probable que veamos una mayor unificación de las prácticas odontológicas pediátricas y una mejora en la calidad de la atención a nivel mundial.

La Odontología Pediátrica y la Sostenibilidad

En la actualidad, la sostenibilidad se ha convertido en un tema central en todas las áreas de la medicina, incluida la odontología pediátrica. Los odontopediatras están cada vez más conscientes de la necesidad de adoptar prácticas sostenibles que minimicen el impacto ambiental y promuevan la salud a largo plazo. Esto incluye desde la reducción de residuos y el uso de materiales eco-amigables hasta la implementación de prácticas que promuevan la salud pública y el bienestar comunitario.

Las clínicas dentales están adoptando tecnologías y prácticas que reducen el consumo de recursos y minimizan la generación de residuos, como la digitalización de registros médicos y el uso de productos biodegradables. Además, la promoción de la salud bucal como parte de un estilo de vida saludable y sostenible está ayudando a educar a las comunidades sobre la importancia de cuidar tanto la salud personal como el medio ambiente. Estos esfuerzos están ayudando a construir un futuro más saludable y sostenible para las próximas generaciones.

Conclusión

La odontología pediátrica es una especialidad dinámica y en constante evolución que juega un papel crucial en la salud y el bienestar de los niños. Desde sus humildes comienzos hasta convertirse en una disciplina compleja y especializada, la odontología pediátrica ha recorrido un largo camino, siempre con el objetivo de mejorar la calidad de vida de los niños a través de una atención dental integral y compasiva.

A medida que la ciencia y la tecnología continúan avanzando, la odontología pediátrica se encuentra en una posición ideal para seguir innovando y mejorando sus prácticas, asegurando que cada niño tenga acceso a la mejor atención dental posible y la oportunidad de crecer con una sonrisa saludable y feliz.

Capítulo 2:

Niños con Necesidades Especiales

Tipos de Necesidades Especiales

1. Necesidades Físicas

Las necesidades físicas en los niños pueden abarcar una variedad de condiciones que afectan la movilidad, la coordinación y, en consecuencia, su salud bucal. Estas condiciones pueden limitar la capacidad del niño para realizar tareas de higiene bucal diaria y pueden aumentar el riesgo de desarrollar problemas orales.

Parálisis Cerebral

La parálisis cerebral es un grupo de trastornos permanentes que afectan el movimiento y la postura. Los niños con parálisis cerebral a menudo tienen dificultades con la coordinación y el control de los músculos, lo que puede dificultar la higiene bucal y aumentar el riesgo de enfermedades orales como la caries dental y la gingivitis. La espasticidad y los movimientos involuntarios son comunes en estos pacientes, lo que puede hacer que el cepillado y el uso del hilo dental sean tareas extremadamente desafiantes. Además, la hipersalivación y la dieta blanda, que son comunes en estos niños, pueden contribuir aún más a la acumulación de placa y al desarrollo de caries.

Distrofia Muscular

La distrofia muscular es un grupo de enfermedades genéticas que provocan debilidad y pérdida de masa muscular progresiva. Los niños con distrofia muscular pueden tener dificultades para cepillarse los dientes y usar hilo dental de manera eficaz, lo que puede llevar a una mala higiene bucal. La debilidad muscular y la falta de coordinación hacen que las actividades de cuidado personal, como el cepillado, sean complicadas. Es fundamental que los dentistas colaboren con los cuidadores y terapeutas para desarrollar estrategias que faciliten el mantenimiento de una buena higiene bucal en estos niños, como el uso de cepillos de dientes eléctricos o adaptaciones ergonómicas en los instrumentos de higiene.

Espina Bífida

La espina bífida es un defecto congénito que afecta la columna vertebral y puede causar problemas neurológicos y de movilidad. Los niños con espina bífida pueden tener una disminución de la función motora y la sensibilidad, lo que dificulta el mantenimiento de una buena higiene oral. La falta de movilidad puede impedir que estos niños accedan a la atención dental regular y efectiva. Además, la espina bífida está a menudo asociada con hidrocefalia, lo que puede requerir el uso de derivaciones que aumentan el riesgo de infecciones orales. Es esencial que los dentistas trabajen en estrecha colaboración con otros profesionales de la salud para asegurar una atención integral y adaptada a las necesidades de estos pacientes.

2. Necesidades Intelectuales y del Desarrollo

Las necesidades intelectuales y del desarrollo incluyen condiciones que afectan la capacidad de aprendizaje y la función cognitiva. Estas condiciones pueden influir significativamente en la capacidad de los niños para comprender y seguir instrucciones para el cuidado bucal adecuado y pueden requerir un enfoque especializado en la educación y la motivación para el mantenimiento de una buena higiene dental.

Trastorno del Espectro Autista (TEA)

El Trastorno del Espectro Autista (TEA) es un trastorno del desarrollo que afecta la comunicación y el comportamiento. Los niños con TEA pueden tener sensibilidades sensoriales que hacen que la higiene bucal y las visitas al dentista sean experiencias estresantes y difíciles. Las dificultades para tolerar estímulos sensoriales, como el sonido de los instrumentos dentales o la sensación del cepillo de dientes, pueden hacer que estos niños eviten el cuidado dental. Además, pueden tener rutinas alimenticias restrictivas que aumentan el riesgo de caries dental debido a dietas que a menudo incluyen alimentos azucarados o con una textura blanda que se adhiere fácilmente a los dientes. Es crucial que los dentistas utilicen técnicas de manejo del comportamiento específicas, como la exposición gradual y el uso de refuerzos positivos, para ayudar a estos niños a adaptarse a las rutinas de cuidado dental.

Síndrome de Down

El síndrome de Down es una condición genética que causa discapacidad intelectual y una serie de características físicas distintivas. Los niños con síndrome de Down a menudo tienen problemas dentales específicos, como malformaciones maxilofaciales, maloclusión y una mayor susceptibilidad a la enfermedad periodontal. La lengua protruyente y el tono muscular bajo son características comunes que pueden complicar la masticación y la higiene bucal. Además, la motivación y la comprensión limitadas también pueden dificultar el mantenimiento de una buena higiene bucal. Es fundamental que los dentistas adapten sus técnicas y enfoques para educar y motivar a estos niños y sus familias a mantener prácticas de higiene dental adecuadas, utilizando métodos visuales y táctiles para enseñar el cuidado bucal.

Trastorno de Déficit de Atención e Hiperactividad (TDAH)

El Trastorno de Déficit de Atención e Hiperactividad (TDAH) es un trastorno del desarrollo neurológico que afecta la atención y el comportamiento. Los niños con TDAH pueden tener dificultades para concentrarse en las rutinas de higiene bucal y pueden ser más propensos a hábitos orales perjudiciales como morderse las uñas o el uso excesivo de chupetes. La impulsividad y la falta de atención pueden llevar a la negligencia en el cuidado bucal y a una mayor incidencia de caries y enfermedades periodontales. Los dentistas deben ser conscientes de estas dificultades y trabajar en estrecha colaboración con los cuidadores para establecer rutinas de higiene bucal estructuradas y utilizar técnicas de manejo del comportamiento para mejorar la cooperación y la adherencia al tratamiento.

3. Necesidades Médicas Complejas

Los niños con necesidades médicas complejas suelen requerir atención especializada y a menudo están en tratamiento continuo por enfermedades crónicas o graves. Estas condiciones pueden tener un impacto directo en la salud bucal y requieren un enfoque multidisciplinario para garantizar que se aborden todas las necesidades del niño.

Cáncer Pediátrico

El tratamiento del cáncer, como la quimioterapia y la radioterapia, puede tener efectos secundarios graves en la salud bucal, incluyendo mucositis, xerostomía (boca seca) y una mayor susceptibilidad a las infecciones orales. La mucositis puede causar dolor intenso y dificultar la alimentación y la higiene bucal, mientras que la xerostomía aumenta el riesgo de caries y enfermedades periodontales debido a la falta de saliva, que es crucial para neutralizar los ácidos y limpiar la boca. Los niños con cáncer requieren una atención dental especial para manejar estos efectos secundarios y prevenir complicaciones adicionales, como infecciones que pueden poner en peligro su tratamiento oncológico. Es esencial que los dentistas trabajen en estrecha colaboración con los oncólogos para coordinar el cuidado y minimizar los riesgos para estos pacientes vulnerables.

Enfermedades Cardiovasculares Congénitas

Los niños con enfermedades cardiovasculares congénitas a menudo tienen un mayor riesgo de endocarditis infecciosa, una infección grave del revestimiento del corazón que puede ser causada por bacterias orales. Es crucial mantener una excelente higiene bucal en estos niños y administrar antibióticos profilácticos antes de ciertos procedimientos dentales para prevenir la bacteriemia que podría llevar a la endocarditis. Además, algunos niños con problemas cardíacos pueden experimentar desaturación de oxígeno durante los procedimientos dentales, lo que requiere una planificación cuidadosa y la disponibilidad de equipos de monitoreo adecuados. Los dentistas deben estar bien informados sobre las condiciones médicas de sus pacientes y estar preparados para manejar cualquier complicación que pueda surgir durante el tratamiento dental.

Diabetes Mellitus Tipo 1

La diabetes mellitus tipo 1 es una enfermedad crónica que afecta la capacidad del cuerpo para producir insulina y mantener niveles normales de azúcar en la sangre. Los niños con diabetes tienen un mayor riesgo de desarrollar enfermedades periodontales y caries debido a la disminución de la resistencia a las infecciones y la posible mala cicatrización de las heridas. La hiperglucemia crónica puede afectar la función inmunológica, lo que facilita la colonización de bacterias patógenas en la boca. Es fundamental que los dentistas eduquen a estos pacientes y sus familias sobre la importancia de controlar el azúcar en la sangre y mantener una buena higiene bucal para prevenir complicaciones. Además, los dentistas deben estar preparados para manejar las emergencias relacionadas con la diabetes, como la hipoglucemia, que pueden ocurrir durante la visita dental.

4. Necesidades Sensoriales

Las necesidades sensoriales se refieren a las dificultades que tienen algunos niños para procesar la información sensorial. Estas dificultades pueden hacer que las visitas al dentista y la higiene bucal sean experiencias desafiantes. Es crucial que los dentistas adapten su enfoque para acomodar las sensibilidades sensoriales de estos pacientes y asegurar que reciban una atención dental adecuada y compasiva.

Hipoacusia y Sordera

Los niños con pérdida auditiva pueden enfrentar desafíos únicos en el entorno dental, incluyendo dificultades para comunicarse con el dentista y entender las instrucciones. Es importante que los profesionales dentales utilicen técnicas de comunicación adaptadas, como el lenguaje de señas o la lectura labial. La falta de una comunicación clara puede llevar a la incomprensión y a la ansiedad, lo que puede complicar la cooperación durante los tratamientos dentales. Además, es útil que el dentista proporcione materiales visuales y utilice un enfoque táctil para enseñar técnicas de higiene bucal a estos niños, asegurándose de que comprendan cómo cuidar adecuadamente sus dientes y encías.

Trastornos de la Vista

Los niños con ceguera o problemas de visión pueden tener dificultades para aprender técnicas de higiene bucal que a menudo se enseñan de forma visual. Se requieren métodos de enseñanza táctiles y verbales para asegurarse de que estos niños comprendan cómo cuidar adecuadamente sus dientes y encías. La falta de visión puede impedir que detecten signos tempranos de problemas orales, como la acumulación de placa o el sangrado de las encías. Es esencial que los dentistas proporcionen un apoyo adicional a estos pacientes y sus familias, enseñándoles a identificar problemas orales a través del tacto y otros sentidos.

Trastornos del Procesamiento Sensorial

Los trastornos del procesamiento sensorial pueden hacer que los niños sean extremadamente sensibles a las sensaciones táctiles, como las que se experimentan durante la limpieza dental. Estos niños pueden tener reacciones adversas a los estímulos sensoriales, lo que puede dificultar la realización de procedimientos dentales. Es fundamental que los dentistas utilicen un enfoque suave y estén dispuestos a modificar las técnicas para acomodar estas sensibilidades. Por ejemplo, el uso de herramientas manuales en lugar de eléctricas, la desensibilización gradual y la creación de un ambiente calmado y predecible pueden ayudar a estos niños a sentirse más cómodos y cooperativos durante las visitas al dentista.

5. Necesidades Psicológicas y Emocionales

Las necesidades psicológicas y emocionales pueden afectar significativamente la forma en que los niños experimentan y responden a la atención dental. Es esencial que los dentistas sean sensibles a estas necesidades y utilicen enfoques adaptados para reducir la ansiedad y proporcionar una experiencia dental positiva.

Trastornos de Ansiedad

Los niños con trastornos de ansiedad pueden experimentar miedo extremo o pánico ante la idea de recibir atención dental. Es esencial utilizar técnicas de manejo del comportamiento que reduzcan la ansiedad y proporcionen una experiencia positiva y tranquilizadora. La exposición gradual, la desensibilización y el uso de técnicas de relajación pueden ayudar a estos niños a sentirse más cómodos durante las visitas al dentista. Además, la creación de un ambiente dental amigable y la utilización de enfoques no invasivos pueden minimizar la ansiedad y mejorar la cooperación de estos pacientes.

Trastornos del Estado de Ánimo

Los niños con depresión u otros trastornos del estado de ánimo pueden tener poca motivación para cuidar su salud bucal y pueden estar menos inclinados a cooperar durante las visitas dentales. La falta de interés en la higiene personal y la apatía pueden llevar a una mayor incidencia de problemas dentales, como la caries y la enfermedad periodontal. Un enfoque comprensivo y de apoyo es crucial para ayudar a estos niños a recibir la atención dental que necesitan. Los dentistas deben trabajar en colaboración con los profesionales de la salud mental para desarrollar planes de tratamiento que aborden tanto las necesidades dentales como las emocionales de estos pacientes.

Trastornos del Comportamiento

Los niños con trastornos del comportamiento, como el trastorno oposicionista desafiante, pueden resistirse a las instrucciones y mostrar conductas desafiantes durante las visitas al dentista. Estos comportamientos pueden complicar la prestación de atención dental y pueden requerir el uso de técnicas de manejo del comportamiento especializadas. Es importante que los dentistas utilicen estrategias de manejo del comportamiento efectivas, como la estructura clara y la consistencia en las expectativas, y que adapten su enfoque para cumplir con las necesidades específicas de cada niño. La comunicación efectiva y el establecimiento de una relación de confianza con el paciente son fundamentales para mejorar la cooperación y garantizar que estos niños reciban la atención dental adecuada.

Desafíos y Enfoques en la Atención Dental para Niños con Necesidades Especiales

Importancia del Enfoque Personalizado

Atender a niños con necesidades especiales requiere un enfoque personalizado que tenga en cuenta las particularidades de cada condición. La odontología pediátrica debe adaptarse a las capacidades y limitaciones individuales de cada niño, y los dentistas deben estar preparados para modificar sus técnicas y enfoques para satisfacer estas necesidades específicas. La comprensión profunda de la condición de cada paciente y la colaboración con otros profesionales de la salud son esenciales para proporcionar una atención integral y de calidad.

Colaboración Multidisciplinaria

La atención dental para niños con necesidades especiales a menudo requiere la colaboración de un equipo multidisciplinario de profesionales de la salud, incluidos médicos, terapeutas, especialistas en educación y trabajadores sociales. Esta colaboración es crucial para asegurar que todas las necesidades del niño se aborden de manera coordinada y efectiva. Los dentistas deben estar dispuestos a trabajar en conjunto con otros profesionales para desarrollar planes de tratamiento integrales que mejoren la salud bucal y el bienestar general del niño.

Capacitación y Sensibilización de los Profesionales Dentales

Es fundamental que los profesionales dentales reciban una capacitación adecuada y continua para atender a niños con necesidades especiales. La sensibilización sobre las diversas condiciones y las técnicas de manejo especializadas es crucial para proporcionar una atención dental efectiva y compasiva. Los programas de formación deben incluir educación sobre las necesidades específicas de estos pacientes, así como prácticas clínicas que permitan a los dentistas desarrollar las habilidades necesarias para ofrecer un cuidado de calidad.

Adaptación del Entorno Dental

El entorno dental debe ser adaptado para hacer que las visitas al dentista sean más cómodas y menos estresantes para los niños con necesidades especiales. Esto puede incluir la creación de espacios accesibles y seguros, el uso de equipos especiales y la implementación de medidas para reducir la ansiedad y el estrés. La personalización del ambiente dental puede ayudar a mejorar la experiencia del paciente y a fomentar una actitud positiva hacia la atención dental.

Comunicación y Educación de las Familias

La educación de las familias es un componente clave en la atención dental para niños con necesidades especiales. Los dentistas deben proporcionar información clara y comprensible sobre la condición del niño y las prácticas de higiene bucal adecuadas. La comunicación efectiva con las familias y la inclusión de los cuidadores en el plan de tratamiento son esenciales para asegurar que los niños reciban el cuidado adecuado en casa y que se mantengan prácticas de higiene bucal saludables a largo plazo.

Importancia del Enfoque Personalizado

1. Adaptación de la Atención Dental a Cada Niño

Un enfoque personalizado en la atención dental es crucial para proporcionar cuidados efectivos y compasivos a los niños con necesidades especiales. Este enfoque implica la adaptación de las técnicas y métodos de tratamiento para abordar las necesidades únicas de cada niño y garantizar que reciban la mejor atención posible. La atención personalizada se basa en una comprensión profunda de las condiciones individuales de cada niño y en la adaptación de la atención dental para satisfacer sus necesidades específicas.

Evaluación Inicial y Planificación del Tratamiento

La evaluación inicial es un componente esencial del enfoque personalizado en la atención dental de niños con necesidades especiales. Esta evaluación debe incluir:

- **Historia Médica Completa**: Recopilar una historia médica completa y detallada para comprender mejor las condiciones médicas y de desarrollo del niño, así como cualquier medicamento que esté tomando y sus posibles interacciones con los tratamientos dentales.

- **Evaluación de Comportamiento y Sensibilidades**: Evaluar el comportamiento y las sensibilidades del niño para determinar el mejor enfoque para el manejo del comportamiento y la adaptación del entorno clínico.

- **Planificación del Tratamiento Personalizado**: Desarrollar un plan de tratamiento que tenga en cuenta las necesidades médicas, conductuales y emocionales del niño, y que sea flexible para ajustarse a cualquier cambio en su condición o respuesta al tratamiento.

Comunicación y Educación

La comunicación efectiva es una parte vital del enfoque personalizado. Es esencial que los dentistas y el personal de la clínica se comuniquen de manera clara y comprensible tanto con los niños como con sus padres o cuidadores. Esto incluye:

- **Explicaciones Claras y Adaptadas**: Utilizar un lenguaje sencillo y adaptado a la edad y nivel de comprensión del niño para explicar los procedimientos y la importancia de la higiene bucal.

- **Involucrar a los Padres y Cuidadores**: Los padres y cuidadores desempeñan un papel crucial en el cuidado bucal del niño. Es fundamental educarlos sobre cómo apoyar y motivar a sus hijos en el cuidado de su salud bucal y cómo manejar cualquier desafío que pueda surgir.

- **Técnicas de Comunicación Alternativa**: Para niños con dificultades de comunicación, como aquellos con trastornos del espectro autista o discapacidades auditivas, es importante utilizar técnicas de comunicación alternativa, como el uso de pictogramas, lenguaje de señas o dispositivos de comunicación asistida.

2. Importancia del Ambiente Clínico

El entorno clínico juega un papel crucial en la experiencia dental de los niños con necesidades especiales. Un ambiente clínico que sea acogedor y adaptado a las necesidades de estos niños puede marcar una gran diferencia en su comodidad y disposición para recibir atención dental.

Diseño del Espacio

El diseño del espacio clínico debe ser inclusivo y considerar las necesidades de todos los niños. Esto puede incluir:

- **Acceso y Movilidad**: Asegurarse de que la clínica sea accesible para niños con discapacidades físicas, proporcionando rampas, elevadores y baños adaptados. También es importante que las áreas de tratamiento sean suficientemente espaciosas para acomodar sillas de ruedas y otros equipos de movilidad.

- **Ambiente Sensible a la Sensibilidad Sensorial**: Crear un ambiente que minimice el ruido y las luces brillantes, que pueden ser estresantes para niños con sensibilidades sensoriales. Utilizar colores calmantes y música suave puede ayudar a crear una atmósfera más relajante.

- **Áreas de Espera Adaptadas**: Las áreas de espera deben estar equipadas con juguetes, libros y actividades que sean apropiados para los niños y que ayuden a reducir la ansiedad y el aburrimiento mientras esperan su turno.

Equipos y Tecnologías Adaptadas

El uso de equipos y tecnologías adaptadas puede mejorar la experiencia dental de los niños con necesidades especiales:

- **Equipos de Imagen Adaptados**: Utilizar equipos de imagen dental que sean cómodos y menos invasivos, como los dispositivos de radiografía digital portátil que reducen la necesidad de que el niño se mueva de la silla.

- **Tecnología de Comunicación Asistida**: Incorporar dispositivos de comunicación asistida que puedan ayudar a los niños con dificultades de comunicación a expresar sus necesidades y preocupaciones durante la visita dental.

3. Técnicas de Manejo del Comportamiento

El manejo del comportamiento es una parte esencial de la atención dental personalizada para niños con necesidades especiales. Utilizar técnicas de manejo del comportamiento efectivas puede ayudar a reducir la ansiedad y el miedo, y a mejorar la cooperación del niño durante los procedimientos dentales.

Técnicas No Farmacológicas

Las técnicas no farmacológicas son intervenciones que no implican el uso de medicamentos y que pueden ser muy efectivas para el manejo del comportamiento en niños con necesidades especiales. Estas incluyen:

- **Desensibilización Sistemática**: Una técnica que implica exponer al niño gradualmente a situaciones que le causan ansiedad, empezando por las menos estresantes y avanzando hacia las más desafiantes. Esta técnica ayuda al niño a desarrollar una mayor tolerancia y a reducir la ansiedad relacionada con la atención dental.

- **Refuerzo Positivo**: Utilizar recompensas y elogios para reforzar el comportamiento positivo. Esto puede incluir dar premios pequeños, como pegatinas o juguetes, después de una visita dental exitosa.

- **Técnicas de Distracción**: Utilizar técnicas de distracción, como la música, los videos o los juguetes, para desviar la atención del niño del procedimiento dental y reducir la ansiedad.

- **Modelado Conductual**: Demostrar comportamientos positivos a través de modelos, como vídeos de otros niños que reciben atención dental sin miedo. Esto puede ayudar a los niños a sentirse más cómodos y seguros al ver que otros niños pueden manejar la experiencia dental de manera positiva.

Técnicas Farmacológicas

En algunos casos, las técnicas farmacológicas pueden ser necesarias para manejar el comportamiento de los niños con necesidades especiales durante los procedimientos dentales. Estas técnicas incluyen:

- **Sedación Consciente**: Utilizar medicamentos sedantes que permiten que el niño permanezca despierto y cooperativo, pero relajado y menos ansioso durante el tratamiento. La sedación consciente puede administrarse por vía oral, nasal o intravenosa, y es útil para niños que tienen ansiedad extrema o que requieren procedimientos más largos o complejos .

- **Anestesia General**: En casos en los que la sedación consciente no es suficiente, o cuando se necesita realizar múltiples procedimientos en una sola visita, puede ser necesaria la anestesia general. Esto implica que el niño esté completamente dormido durante el procedimiento. La anestesia general debe administrarse en un entorno controlado y por un profesional experimentado para garantizar la seguridad del niño.

4. Importancia de la Coordinación Multidisciplinaria

La atención dental personalizada para niños con necesidades especiales a menudo requiere la colaboración de un equipo multidisciplinario. Esto puede incluir profesionales de la salud como médicos, terapeutas ocupacionales, fisioterapeutas, trabajadores sociales y educadores, que trabajan juntos para proporcionar una atención integral y coordinada.

Coordinación con Otros Profesionales de la Salud

La coordinación con otros profesionales de la salud es crucial para proporcionar una atención integral y efectiva a los niños con necesidades especiales:

- **Médicos y Especialistas**: Trabajar en estrecha colaboración con los médicos y especialistas que tratan las condiciones médicas del niño, para asegurarse de que cualquier tratamiento dental sea seguro y compatible con los cuidados médicos que el niño está recibiendo.

- **Terapeutas y Educadores**: Colaborar con terapeutas ocupacionales, fisioterapeutas y educadores para desarrollar estrategias que ayuden al niño a mejorar su higiene bucal y a sentirse más cómodo durante las visitas dentales .

- **Trabajadores Sociales y Consejeros**: Los trabajadores sociales y consejeros pueden ayudar a coordinar el acceso a los servicios dentales y proporcionar apoyo a las familias de niños con necesidades especiales, facilitando la navegación por el sistema de atención médica .

Educación Continua y Capacitación

Es importante que los profesionales dentales continúen su educación y capacitación en la atención de niños con necesidades especiales para mantenerse actualizados con las últimas prácticas y técnicas:

- **Cursos y Talleres**: Participar en cursos y talleres que se enfoquen en la atención dental para niños con necesidades especiales, para mejorar las habilidades y conocimientos en este campo .

- **Investigación y Publicaciones**: Mantenerse al tanto de la investigación y las publicaciones más recientes en odontología pediátrica y la atención de niños con necesidades especiales, para integrar las mejores prácticas basadas en la evidencia en la práctica clínica .

La atención dental de niños con necesidades especiales requiere un enfoque personalizado que considere las condiciones únicas y las necesidades individuales de cada niño. Al adaptar las técnicas y métodos de tratamiento, proporcionar un ambiente clínico adecuado, utilizar técnicas efectivas de manejo del comportamiento y coordinar con otros profesionales de la salud, los dentistas pueden proporcionar una atención compasiva y eficaz que mejora la salud bucal y el bienestar general de estos niños.

Este enfoque personalizado no solo garantiza que los niños reciban la mejor atención posible, sino que también ayuda a crear experiencias dentales positivas que fomentan una actitud favorable hacia la salud bucal a lo largo de la vida.

Capítulo 3:
Desarrollo Infantil y Salud Dental

Etapas del Desarrollo Infantil

El desarrollo infantil es un proceso complejo y multifacético que abarca cambios físicos, cognitivos, emocionales y sociales desde el nacimiento hasta la adolescencia. Cada etapa del desarrollo está caracterizada por logros específicos que impactan en la salud bucal y que requieren un enfoque adecuado para el mantenimiento y la promoción de una buena salud oral. A continuación, se detallan las principales etapas del desarrollo infantil y su relación con la salud dental.

1. Periodo Prenatal

El desarrollo dental comienza antes del nacimiento, durante el periodo prenatal. Este periodo es crucial para la formación de la estructura dental y la salud futura del niño:

- **Formación de los Dientes**: Los dientes comienzan a formarse entre la sexta y séptima semana de gestación con la aparición de los gérmenes dentales. La mineralización de los dientes primarios comienza alrededor del tercer mes de gestación y continúa hasta después del nacimiento. La ingesta adecuada de nutrientes como el calcio y el fósforo por parte de la madre es fundamental para un desarrollo dental saludable.

- **Influencia de la Salud Materna**: La salud y la nutrición materna juegan un papel crucial en el desarrollo dental del feto. Condiciones como la diabetes gestacional y la deficiencia de nutrientes pueden afectar la formación y mineralización de los dientes, aumentando el riesgo de defectos en el esmalte y otras anomalías dentales.

- **Efectos de Factores Teratogénicos**: La exposición a ciertos medicamentos, enfermedades maternas y hábitos nocivos como el tabaquismo y el consumo de alcohol pueden tener efectos adversos en el desarrollo dental del feto, causando problemas como hipoplasia del esmalte y malformaciones dentales.

2. Infancia (0-2 años)

Durante la infancia, ocurren importantes hitos en el desarrollo dental que sientan las bases para la salud bucal futura:

- **Erupción de los Dientes Primarios**: Los primeros dientes, conocidos como dientes de leche o primarios, comienzan a erupcionar alrededor de los seis meses de edad y continúan hasta los dos años aproximadamente. Esta etapa es crucial para el establecimiento de una dieta adecuada y el desarrollo del habla. La erupción de los dientes puede estar acompañada de molestias y síntomas como inflamación de las encías y fiebre leve.

- **Desarrollo de Hábitos de Alimentación**: La introducción de alimentos sólidos y la transición de la lactancia materna o fórmula a una dieta variada tienen un impacto significativo en la salud bucal. El consumo frecuente de alimentos azucarados y bebidas dulces puede aumentar el riesgo de caries tempranas de la infancia (ECC).

- **Higiene Bucal Temprana**: Es esencial iniciar la higiene bucal tan pronto como erupcionan los primeros dientes. El cepillado diario con una pequeña cantidad de pasta dental con flúor y el establecimiento de hábitos de higiene bucal desde una edad temprana ayudan a prevenir la caries y otras enfermedades orales .

3. Niñez Temprana (2-5 años)

La niñez temprana es un periodo de rápido crecimiento y desarrollo, tanto físico como cognitivo. Durante esta etapa, se establecen muchos de los hábitos que influirán en la salud bucal a largo plazo:

- **Completación de la Dentición Primaria**: Hacia los tres años, la mayoría de los niños tienen su dentición primaria completa, que incluye 20 dientes temporales. Estos dientes juegan un papel fundamental en la masticación, el desarrollo del habla y el mantenimiento del espacio para los dientes permanentes.

- **Desarrollo de Hábitos de Higiene Bucal**: La enseñanza de la técnica adecuada de cepillado y la supervisión de los padres son cruciales en esta etapa para asegurar que se establezcan buenos hábitos de higiene bucal. Se recomienda el uso de una pasta dental con flúor y la introducción del hilo dental en los espacios interdentales .

- **Inicio de la Educación Dental**: Es importante comenzar la educación dental de los niños en esta etapa para que comprendan la importancia de la salud bucal y aprendan a cuidar sus dientes y encías. Las visitas regulares al dentista deben comenzar a partir de la erupción del primer diente o antes del primer cumpleaños .

- **Prevención de Hábitos Nocivos**: Durante la niñez temprana, es común que los niños desarrollen hábitos como el uso prolongado de chupetes, la succión del dedo y el consumo de biberón durante la noche. Estos hábitos pueden tener efectos negativos en la alineación dental y el desarrollo de la mandíbula, por lo que es importante trabajar en la prevención y corrección de estos comportamientos.

4. Niñez Media (6-12 años)

La niñez media es una etapa de transición importante en la salud bucal, marcada por la exfoliación de los dientes primarios y la erupción de los dientes permanentes:

- **Exfoliación de los Dientes Primarios**: La caída de los dientes de leche y la erupción de los dientes permanentes generalmente comienzan alrededor de los seis años y continúan hasta la adolescencia. Es fundamental mantener una buena higiene bucal para prevenir la caries en los dientes permanentes recién erupcionados, que son más susceptibles debido a la inmadurez del esmalte.

- **Erupción de los Molares Permanentes**: Los primeros molares permanentes, que erupcionan alrededor de los seis años, son especialmente vulnerables a la caries debido a su ubicación y la dificultad para mantenerlos limpios. La aplicación de selladores dentales puede ser una medida efectiva para prevenir la caries en estos dientes.

- **Desarrollo de la Mordida y la Alineación Dental**: Durante esta etapa, se establecen la mordida y la alineación dental definitiva. Es importante monitorear el desarrollo dental y maxilofacial para detectar posibles problemas de maloclusión y derivar a tratamiento ortodóntico si es necesario .

- **Aumento de la Independencia en la Higiene Bucal**: Los niños en la niñez media comienzan a asumir más responsabilidad por su higiene bucal. Es crucial educarlos sobre la técnica adecuada de cepillado y uso del hilo dental, así como la importancia de una dieta equilibrada para la salud bucal .

5. Adolescencia (13-18 años)

La adolescencia es una etapa de cambios significativos en la salud bucal, influenciada por el aumento de la independencia y los cambios hormonales:

- **Completación de la Dentición Permanente**: Durante la adolescencia, la mayoría de los dientes permanentes, incluidos los terceros molares o muelas del juicio, erupcionan. La correcta erupción y alineación de estos dientes son cruciales para una función dental óptima y la prevención de problemas de apiñamiento .

- **Impacto de los Cambios Hormonales**: Los cambios hormonales durante la pubertad pueden afectar la salud bucal, aumentando la susceptibilidad a la enfermedad periodontal. Es importante que los adolescentes reciban una atención dental adecuada y educación sobre la prevención de enfermedades de las encías .

- **Influencia de los Hábitos de Estilo de Vida**: Los adolescentes a menudo adoptan hábitos de estilo de vida que pueden afectar negativamente su salud bucal, como el consumo de bebidas azucaradas, el tabaquismo y el uso de piercings orales. La educación sobre los riesgos asociados con estos hábitos y la promoción de elecciones saludables son esenciales.

- **Importancia de la Higiene Bucal Independiente**: A medida que los adolescentes se vuelven más independientes, es crucial reforzar la importancia de mantener una buena higiene bucal y asistir a visitas regulares al dentista para prevenir la caries dental y otras enfermedades orales.

Impacto en la Salud Bucal

Cada etapa del desarrollo infantil presenta un impacto significativo en la salud bucal de los niños y plantea desafíos únicos que requieren una atención especializada y cuidados específicos. A continuación, se exploran en detalle cómo estas etapas afectan la salud bucal y las consideraciones clave para cada una de ellas, destacando la importancia de un enfoque integral que combine la comprensión del desarrollo físico y cognitivo con estrategias preventivas y de educación.

1. Influencia del Desarrollo Físico

El desarrollo físico es fundamental para la salud bucal de los niños, ya que implica la formación y erupción de los dientes, así como el crecimiento y desarrollo de la mandíbula. Estos procesos son críticos para asegurar una correcta alineación dental y evitar problemas de oclusión y disfunción temporomandibular.

Erupción de los Dientes y Espacio Dental

La erupción de los dientes, tanto temporales como permanentes, debe ocurrir en un momento y orden específicos para asegurar una alineación adecuada y evitar problemas como el apiñamiento y la falta de espacio. Los dientes de leche, aunque temporales, juegan un papel esencial en el mantenimiento del espacio para los dientes permanentes y en la guía de su erupción. La pérdida prematura de dientes de leche debido a caries u otros problemas puede llevar a un desplazamiento de los dientes adyacentes y a una falta de espacio para los dientes permanentes, lo que resulta en problemas de apiñamiento dental.

El monitoreo del desarrollo dental es esencial para detectar y abordar problemas de alineación tempranamente. Los odontopediatras deben estar atentos a señales de problemas como la erupción ectópica (cuando un diente no emerge en su posición normal) o la persistencia de dientes temporales más allá de la edad típica de exfoliación. En tales casos, las intervenciones ortodónticas tempranas pueden ser necesarias para asegurar un desarrollo óptimo. Estas intervenciones pueden incluir la colocación de mantenedores de espacio para prevenir la pérdida de espacio o la expansión del arco dental para acomodar los dientes permanentes.

Crecimiento y Desarrollo de la Mandíbula

El desarrollo adecuado de la mandíbula es crucial para la correcta alineación de los dientes y la función oclusal. Las alteraciones en el crecimiento mandibular pueden llevar a problemas de maloclusión, que no solo afectan la estética dental, sino que también pueden causar dificultades en la masticación, el habla y la salud general del niño. Problemas como la retrognatia (mandíbula inferior poco desarrollada) o la prognatismo (mandíbula superior menos desarrollada) pueden resultar en maloclusiones significativas que requieren tratamiento ortodóntico complejo.

El crecimiento de la mandíbula es un proceso dinámico que continúa a lo largo de la infancia y la adolescencia. Los dentistas deben monitorear este crecimiento y estar preparados para intervenir si se detectan irregularidades. La ortodoncia funcional puede ser utilizada para guiar el crecimiento de la mandíbula y mejorar la alineación dental. Este tipo de tratamiento es más efectivo cuando se inicia en una etapa temprana del desarrollo, antes de que las estructuras óseas se hayan consolidado completamente.

2. Influencia del Desarrollo Cognitivo y Emocional

El desarrollo cognitivo y emocional de los niños tiene un impacto significativo en la forma en que perciben y manejan su salud bucal. Los niños en diferentes etapas de desarrollo poseen diferentes niveles de comprensión y motivación para mantener una buena higiene bucal, lo que requiere un enfoque adaptativo en la educación y el manejo de la ansiedad dental.

Comprensión de la Higiene Bucal

La capacidad de los niños para comprender la importancia de la higiene bucal y seguir las instrucciones para el cuidado dental depende de su nivel de desarrollo cognitivo. Los niños más pequeños pueden no entender completamente las consecuencias de una mala higiene dental, mientras que los adolescentes pueden ser más conscientes de la importancia de la salud bucal pero aún pueden requerir motivación para mantener buenos hábitos.

La educación dental debe ser adaptada a la edad y la comprensión del niño para asegurar que ellos entiendan y puedan aplicar los conceptos de higiene bucal. Para los niños pequeños, esto puede implicar el uso de libros ilustrados y juegos interactivos que enseñan la importancia del cepillado y el uso del hilo dental. Para los adolescentes, la educación puede enfocarse en la relación entre la salud bucal y la apariencia personal, así como en los riesgos de la caries y la enfermedad periodontal a largo plazo.

Es crucial que los padres y cuidadores estén involucrados en la educación sobre la higiene bucal, ya que ellos juegan un papel vital en la supervisión y el apoyo de los hábitos de cuidado dental de sus hijos. La educación continua y el refuerzo positivo son clave para establecer y mantener una rutina de higiene bucal efectiva.

Manejo de la Ansiedad Dental

La ansiedad dental es común en los niños y puede afectar su disposición para recibir atención dental. Los factores que contribuyen a la ansiedad dental incluyen el miedo al dolor, la incomodidad causada por los procedimientos dentales y las experiencias negativas anteriores en el consultorio dental. Es esencial utilizar técnicas de manejo del comportamiento y crear un entorno dental amigable para reducir la ansiedad y fomentar una actitud positiva hacia la atención dental.

Las técnicas de manejo del comportamiento pueden incluir la desensibilización gradual, la distracción y el uso de refuerzos positivos para alentar la cooperación durante las visitas dentales. La creación de un ambiente dental relajante, con elementos como decoración amigable, música suave y la disponibilidad de juguetes o libros, puede ayudar a reducir el estrés y hacer que la experiencia sea más positiva para el niño. Además, el uso de un lenguaje simple y tranquilizador por parte del dentista puede ayudar a los niños a sentirse más cómodos y seguros.

Los padres también juegan un papel crucial en el manejo de la ansiedad dental de sus hijos. Es importante que los padres mantengan una actitud positiva hacia las visitas al dentista y eviten transmitir sus propias ansiedades a sus hijos. La preparación adecuada y el apoyo emocional pueden ayudar a los niños a enfrentar sus miedos y a desarrollar una actitud positiva hacia la atención dental.

3. Impacto de los Hábitos Alimenticios

Los hábitos alimenticios tienen un impacto significativo en la salud bucal de los niños. La dieta y la frecuencia de consumo de alimentos azucarados y bebidas ácidas pueden influir en el desarrollo de caries y otras enfermedades dentales. Es crucial educar a los niños y sus padres sobre la importancia de una dieta equilibrada y la limitación de la ingesta de alimentos y bebidas azucaradas para mantener una buena salud bucal.

Dieta y Caries Dental

Una dieta alta en azúcares y carbohidratos fermentables aumenta el riesgo de caries dental. Las bacterias en la boca fermentan estos azúcares, produciendo ácidos que desmineralizan el esmalte dental y conducen a la formación de caries. Es esencial que los niños consuman una dieta equilibrada que incluya una variedad de alimentos nutritivos y que limiten la ingesta de azúcares y alimentos procesados que pueden contribuir a la caries.

Es importante educar a los niños y a sus padres sobre los riesgos de la caries dental y la importancia de una dieta saludable. Esto incluye la promoción de alimentos ricos en calcio y fósforo, que ayudan a fortalecer el esmalte dental, así como la recomendación de alimentos que estimulan la producción de saliva, como las frutas y verduras crujientes. La saliva ayuda a neutralizar los ácidos en la boca y a limpiar los residuos de alimentos, lo que es crucial para la prevención de la caries.

Además, se deben proporcionar recomendaciones sobre la elección de alimentos y bebidas que sean menos perjudiciales para los dientes. Por ejemplo, se puede sugerir el consumo de agua en lugar de refrescos azucarados y la sustitución de dulces pegajosos por frutas frescas como una opción de merienda más saludable.

Frecuencia de Consumo de Alimentos

El consumo frecuente de alimentos y bebidas azucaradas entre comidas aumenta la exposición de los dientes a los ácidos producidos por las bacterias en la placa, lo que puede llevar a la desmineralización del esmalte y la formación de caries. Es esencial que los niños limiten la cantidad de veces que consumen alimentos y bebidas azucaradas a lo largo del día y que se enjuaguen la boca con agua o se cepillen los dientes después de consumir estos productos.

La educación sobre la importancia de los hábitos de alimentación saludables incluye la promoción de comidas regulares y la limitación de los refrigerios azucarados. También es beneficioso educar a los niños sobre el impacto de los hábitos de bebida en la salud bucal, recomendando la ingesta de agua en lugar de bebidas azucaradas o ácidas.

Los dentistas deben trabajar en conjunto con los padres para establecer pautas de alimentación que minimicen el riesgo de caries dental. Esto puede incluir la planificación de comidas y refrigerios equilibrados y la promoción de prácticas saludables, como el consumo de agua fluorada, que puede ayudar a prevenir la caries dental.

Influencia de los Hábitos de Succión

Los hábitos de succión, como el uso prolongado de chupetes y la succión del dedo, pueden afectar la alineación dental y el desarrollo de la mandíbula. Estos hábitos pueden causar problemas de maloclusión, como mordida abierta y mordida cruzada, que pueden requerir tratamiento ortodóntico. Es importante abordar estos hábitos en una etapa temprana para prevenir problemas dentales y de desarrollo.

Los odontopediatras deben educar a los padres sobre los riesgos asociados con los hábitos de succión prolongados y proporcionar estrategias para ayudar a los niños a dejar estos hábitos. Esto puede incluir la sustitución gradual del chupete por métodos de consuelo alternativos y la implementación de técnicas de refuerzo positivo para motivar a los niños a dejar de succionar el dedo.

El monitoreo regular del desarrollo dental es crucial para identificar problemas de alineación tempranamente y para intervenir de manera oportuna si es necesario. En algunos casos, los dispositivos ortodónticos pueden ser necesarios para corregir los problemas de mordida y asegurar un desarrollo mandibular adecuado.

4. Importancia de la Educación y la Prevención

La educación y la prevención son fundamentales para mantener una buena salud bucal en los niños. La educación sobre la higiene bucal y la importancia de las visitas regulares al dentista debe comenzar en una etapa temprana para establecer hábitos saludables a lo largo de la vida.

Educación sobre Higiene Bucal

La educación sobre la técnica adecuada de cepillado y el uso del hilo dental es crucial para prevenir la caries dental y la enfermedad periodontal. Es importante adaptar la educación dental a la edad y nivel de comprensión del niño, utilizando métodos visuales y táctiles para enseñar el cuidado bucal. Los dentistas deben proporcionar demostraciones prácticas y supervisar la técnica de cepillado de los niños para asegurar que se sigan los métodos correctos.

Es esencial involucrar a los padres en la educación sobre la higiene bucal, ya que ellos desempeñan un papel fundamental en el establecimiento de rutinas de cuidado dental en el hogar. La educación continua y el apoyo a los padres son claves para asegurar que los niños mantengan una buena higiene bucal y para prevenir problemas dentales a largo plazo.

Además, los programas de educación en las escuelas pueden ser una herramienta efectiva para promover la salud bucal entre los niños. Estos programas pueden incluir presentaciones interactivas, actividades educativas y recursos que enseñen a los niños sobre la importancia del cuidado dental y cómo mantener una sonrisa saludable.

Visitas Regulares al Dentista

Las visitas regulares al dentista son esenciales para la detección temprana y el tratamiento de problemas dentales. Los chequeos dentales deben comenzar con la erupción del primer diente y continuar a intervalos regulares a lo largo de la infancia y adolescencia. Las visitas al dentista permiten la identificación temprana de problemas como la caries dental y la enfermedad periodontal, así como la implementación de medidas preventivas para evitar su progresión.

Los dentistas deben educar a los padres sobre la importancia de las visitas regulares al dentista y sobre qué esperar durante estas visitas. Esto incluye la evaluación del desarrollo dental, la limpieza profesional y la aplicación de tratamientos preventivos como el flúor y los selladores dentales.

Es importante que los dentistas creen un ambiente acogedor y amigable para los niños, que les ayude a sentirse cómodos y seguros durante sus visitas. La creación de una experiencia dental positiva desde una edad temprana puede fomentar una actitud positiva hacia la atención dental y motivar a los niños a mantener una buena salud bucal a lo largo de su vida.

Aplicación de Flúor y Selladores Dentales

La aplicación de flúor y selladores dentales puede ayudar a prevenir la caries dental en los niños. El flúor fortalece el esmalte dental y ayuda a remineralizar las áreas de desmineralización, lo que es crucial para la prevención de la caries. Los selladores dentales son una barrera protectora que se aplica a las superficies de masticación de los molares permanentes para protegerlas de la placa y los ácidos que causan la caries.

Los programas de aplicación de flúor y selladores dentales en las escuelas y clínicas pueden ser efectivos para llegar a un gran número de niños y proporcionar protección contra la caries. Es importante que los dentistas eduquen a los padres sobre los beneficios de estos tratamientos preventivos y les animen a llevar a sus hijos a recibir estas aplicaciones de manera regular.

Además, los dentistas deben estar al tanto de las recomendaciones actuales sobre la aplicación de flúor y selladores dentales y asegurarse de que estos tratamientos se realicen de acuerdo con las mejores prácticas para maximizar su eficacia y seguridad.

Integración de la Salud Bucal en la Salud General

La salud bucal es una parte integral de la salud general y está estrechamente relacionada con el bienestar físico, emocional y social de los niños. La promoción de la salud bucal desde una edad temprana es fundamental para prevenir enfermedades y promover un desarrollo saludable. La educación continua, la prevención y la atención regular al dentista son esenciales para asegurar que los niños mantengan una buena salud bucal y disfruten de una mejor calidad de vida.

Los dentistas y otros profesionales de la salud deben trabajar en conjunto para integrar la salud bucal en la atención general de los niños. Esto incluye la promoción de la salud bucal como parte de un estilo de vida saludable y la implementación de programas de salud pública que aborden las necesidades de salud bucal de los niños y sus familias. Al trabajar juntos, podemos asegurar que todos los niños tengan acceso a la atención dental que necesitan y a la educación que les permitirá mantener una sonrisa saludable a lo largo de sus vidas.

El desarrollo infantil y la salud bucal están intrínsecamente relacionados, y cada etapa del desarrollo presenta desafíos y oportunidades únicos para la promoción de una buena salud oral. Desde el periodo prenatal hasta la adolescencia, es crucial proporcionar una atención dental adecuada y personalizada que tenga en cuenta las necesidades específicas de cada etapa del desarrollo. A través de la educación, la prevención y la atención dental regular, se pueden establecer las bases para una salud bucal óptima y un bienestar general a lo largo de la vida.

Capítulo 4:

Factores Psicológicos y Emocionales

Miedo y Ansiedad Dental

1. Introducción al Miedo y la Ansiedad Dental

El miedo y la ansiedad dental son reacciones comunes en los niños y pueden tener un impacto significativo en su salud bucal y en su disposición para recibir atención dental. Estos sentimientos de miedo y ansiedad pueden manifestarse de diversas formas y en diferentes grados de severidad, desde una leve inquietud hasta un miedo paralizante que puede dificultar o incluso impedir la realización de procedimientos dentales necesarios.

El miedo dental se define generalmente como una respuesta emocional negativa al entorno dental, que incluye factores como la vista, el sonido y el olor de los instrumentos dentales. Es una reacción fisiológica y psicológica que puede ser desencadenada por la percepción de amenaza o peligro en el contexto del tratamiento dental. La ansiedad dental, por otro lado, es una respuesta más generalizada que puede incluir anticipación negativa y preocupación sobre las experiencias dentales futuras, incluso en ausencia de un estímulo específico en el momento. Este tipo de ansiedad puede ser constante y no necesariamente está relacionada con experiencias previas directas, sino con la percepción de una posible amenaza en el futuro.

Los niños pueden desarrollar miedo y ansiedad dental a cualquier edad, y estos sentimientos pueden ser influenciados por una variedad de factores, tanto internos como externos. La percepción del entorno dental como un lugar amenazante puede estar arraigada en experiencias personales, observaciones de comportamientos de los padres y cuidadores, y la influencia de los medios de comunicación. La comprensión y el manejo efectivo del miedo y la ansiedad dental son cruciales para mejorar la experiencia dental de los niños y fomentar una actitud positiva hacia la atención dental a lo largo de su vida.

Factores Contribuyentes al Miedo y la Ansiedad Dental

Varios factores pueden contribuir al desarrollo de miedo y ansiedad dental en los niños. Estos factores pueden interactuar de manera compleja, aumentando la probabilidad de que un niño desarrolle una respuesta negativa al entorno dental.

Experiencias Previas Negativas

Una experiencia dental previa dolorosa o desagradable es una de las causas más comunes de miedo dental en los niños. Incluso un único incidente negativo puede tener un impacto duradero en la percepción del niño sobre la atención dental. Por ejemplo, un procedimiento doloroso o una visita dental en la que el niño no se sintió seguro o comprendido puede generar una aversión a las futuras visitas al dentista. Esta aversión puede ser tan fuerte que el niño evite la atención dental, lo que a su vez puede llevar a una peor salud bucal y a la necesidad de procedimientos más invasivos en el futuro.

Para mitigar los efectos de las experiencias negativas, es fundamental que los dentistas y el personal de la clínica dental se esfuercen por crear una experiencia positiva y de apoyo para los niños. Esto incluye el uso de técnicas de manejo del comportamiento, la creación de un ambiente relajante y la comunicación clara y empática con el paciente y su familia.

Influencia de los Padres y Cuidadores

Los niños pueden desarrollar miedo dental al observar el comportamiento ansioso o negativo de sus padres o cuidadores hacia las visitas al dentista. La transmisión de actitudes negativas y experiencias de miedo a través de la familia puede influir significativamente en las percepciones del niño. Si un niño ve a un padre expresar ansiedad o hablar negativamente sobre una visita al dentista, es probable que asuma que las visitas al dentista son experiencias negativas y que deba temerlas.

Es importante que los padres sean conscientes de la influencia que tienen sobre las actitudes de sus hijos hacia la atención dental y que traten de mantener una actitud positiva y calmada cuando discuten o preparan a sus hijos para las visitas al dentista. La educación para padres sobre cómo manejar sus propias ansiedades y cómo apoyar a sus hijos puede ser una herramienta valiosa para reducir el miedo y la ansiedad dental en los niños.

Personalidad del Niño

La personalidad y las características individuales del niño, como la timidez, la sensibilidad al dolor o la ansiedad general, pueden predisponerlo a desarrollar miedo dental. Los niños con una disposición más ansiosa o temerosa pueden ser más susceptibles al miedo dental. La ansiedad generalizada y la sensibilidad al dolor pueden hacer que los niños anticipen el dolor y el malestar en las visitas al dentista, lo que puede amplificar su miedo y su reacción negativa.

Los dentistas deben ser conscientes de estas diferencias individuales y adaptar su enfoque para cada niño. El uso de estrategias de manejo del comportamiento, como la exposición gradual, la desensibilización y el refuerzo positivo, puede ayudar a los niños más ansiosos a enfrentar sus miedos y a sentirse más cómodos en el entorno dental.

Percepción del Dolor

La percepción del dolor y la capacidad de tolerarlo varían entre los niños. Aquellos que tienen una mayor sensibilidad al dolor o una baja tolerancia pueden ser más propensos a experimentar miedo dental. La anticipación del dolor puede ser suficiente para causar ansiedad severa, incluso si el procedimiento en sí no es doloroso.

Es crucial que los dentistas utilicen técnicas para minimizar el dolor y el malestar durante los procedimientos dentales. Esto puede incluir el uso de anestésicos locales, la aplicación de técnicas de manejo del dolor y la comunicación clara sobre lo que el niño puede esperar durante el procedimiento. La educación sobre el control del dolor y la preparación adecuada pueden ayudar a reducir la ansiedad y mejorar la experiencia dental del niño.

Influencia de los Medios de Comunicación

La representación negativa de las experiencias dentales en los medios de comunicación y la cultura popular puede contribuir al desarrollo del miedo dental. Los programas de televisión, películas y cuentos que presentan al dentista como una figura aterradora pueden afectar negativamente las percepciones de los niños. Estos medios pueden amplificar la percepción de peligro y malestar asociado con la atención dental, lo que puede llevar a la ansiedad y al miedo incluso antes de que el niño haya tenido una experiencia dental real.

Para contrarrestar esta influencia, es importante que los dentistas y los padres proporcionen información precisa y positiva sobre la atención dental. La educación temprana y la exposición a experiencias dentales positivas pueden ayudar a mitigar los efectos negativos de las representaciones mediáticas y a fomentar una actitud saludable hacia la atención dental.

Falta de Familiaridad con el Entorno Dental

La falta de familiaridad con el entorno dental, incluyendo los sonidos, olores y apariencia de los instrumentos dentales, puede generar ansiedad en los niños. La sensación de estar en un entorno desconocido y potencialmente amenazante puede aumentar el miedo. Los niños pueden sentirse abrumados por la cantidad de estímulos nuevos y desconocidos que encuentran en una consulta dental.

La familiarización temprana y gradual con el entorno dental puede ayudar a reducir esta ansiedad. Esto puede incluir visitas al dentista sin procedimientos, simplemente para que el niño se familiarice con el entorno y los profesionales, o el uso de técnicas de juego y simulación para que el niño se acostumbre a los instrumentos y procedimientos dentales. La creación de un ambiente dental acogedor y amigable puede hacer que las visitas al dentista sean menos intimidantes y más cómodas para el niño.

Impacto del Miedo y la Ansiedad Dental en la Salud Bucal

El miedo y la ansiedad dental pueden tener consecuencias negativas significativas en la salud bucal de los niños. Estas consecuencias pueden afectar tanto la disposición del niño para recibir atención dental como la calidad de la atención que reciben.

Evitar la Atención Dental

Los niños que experimentan miedo o ansiedad dental pueden evitar las visitas al dentista, lo que puede llevar a un deterioro de la salud bucal. La falta de atención dental regular puede resultar en un aumento de la incidencia de caries, enfermedad periodontal y otros problemas de salud bucal. La evitación de la atención dental también puede llevar a la progresión de problemas dentales menores a problemas mayores que requieren tratamientos más complejos y dolorosos.

Es crucial que los dentistas trabajen para reducir el miedo y la ansiedad dental para prevenir la evitación de la atención dental. Esto puede incluir la educación y la preparación de los niños y sus familias sobre la importancia de las visitas regulares al dentista y la creación de un ambiente dental positivo y de apoyo que anime a los niños a buscar atención dental de manera proactiva.

Complicaciones en el Tratamiento Dental

El miedo dental puede dificultar la realización de procedimientos dentales necesarios, ya que el niño puede resistirse o no cooperar durante el tratamiento. Esto puede llevar a la necesidad de utilizar métodos más invasivos o a la administración de sedación para completar el tratamiento. La falta de cooperación del niño puede complicar los procedimientos dentales y aumentar el riesgo de complicaciones y resultados adversos.

Para manejar estas complicaciones, los dentistas deben estar capacitados en el uso de técnicas de manejo del comportamiento y en la administración segura de sedación y anestesia cuando sea necesario. La preparación adecuada y la comunicación con el niño y sus padres son esenciales para asegurar que el tratamiento se realice de manera segura y efectiva, minimizando el miedo y la ansiedad.

Efectos a Largo Plazo en la Salud Bucal

La evitación de la atención dental y la falta de tratamiento de los problemas bucales pueden tener efectos a largo plazo en la salud bucal, incluyendo la pérdida de dientes, la necesidad de tratamientos más extensos y costosos, y una disminución de la calidad de vida relacionada con la salud bucal. La mala salud bucal también puede afectar la salud general del niño, contribuyendo a problemas como la malnutrición, las infecciones sistémicas y la mala calidad del sueño.

Es esencial que los dentistas y los padres trabajen juntos para abordar el miedo y la ansiedad dental de manera temprana y efectiva, para prevenir estas consecuencias a largo plazo y asegurar que los niños mantengan una buena salud bucal y una calidad de vida óptima.

Técnicas de Manejo del Miedo y la Ansiedad Dental

El manejo del miedo y la ansiedad dental en los niños es una parte esencial de la odontología pediátrica. Hay varias técnicas que los dentistas pueden utilizar para ayudar a los niños a enfrentar sus miedos y a sentirse más cómodos durante las visitas al dentista.

Desensibilización Sistemática

La desensibilización sistemática es una técnica que implica la exposición gradual del niño a los estímulos dentales que le causan miedo, comenzando con los menos amenazantes y avanzando gradualmente hacia los más temidos. Esta técnica ayuda a los niños a desarrollar una tolerancia a los estímulos dentales y a reducir su respuesta de miedo. La desensibilización sistemática puede incluir visitas cortas y frecuentes al dentista para que el niño se familiarice con el entorno y los procedimientos dentales.

Modelado y Refuerzo Positivo

El modelado es una técnica que implica mostrarle al niño cómo otros niños o adultos manejan sus visitas al dentista sin miedo. El refuerzo positivo implica recompensar al niño por comportarse de manera cooperativa y valiente durante las visitas al dentista. Estas técnicas pueden ayudar a los niños a aprender a enfrentar sus miedos y a desarrollar una actitud positiva hacia la atención dental. Las recompensas pueden ser pequeñas, como un elogio o una pegatina, o más sustanciales, como un juguete o una actividad especial.

Técnicas de Relajación y Respiración

Las técnicas de relajación y respiración pueden ayudar a reducir la ansiedad y el estrés durante las visitas al dentista. Estas técnicas pueden incluir la respiración profunda, la relajación muscular progresiva y la visualización de un lugar o experiencia agradable. Enseñar a los niños a utilizar estas técnicas puede ayudarles a manejar su ansiedad de manera más efectiva y a sentirse más relajados durante los procedimientos dentales.

Terapia de Juego

La terapia de juego es una técnica que utiliza el juego para ayudar a los niños a expresar sus miedos y preocupaciones sobre la atención dental. A través del juego, los niños pueden explorar y enfrentar sus miedos en un ambiente seguro y controlado. La terapia de juego puede incluir el uso de muñecos dentales, juegos de rol y actividades creativas que permitan a los niños expresar y procesar sus sentimientos sobre la atención dental.

Comunicación Efectiva y Empática

La comunicación efectiva y empática es clave para el manejo del miedo y la ansiedad dental. Los dentistas deben utilizar un lenguaje claro y simple para explicar los procedimientos y lo que el niño puede esperar. Es importante escuchar las preocupaciones del niño y responder a ellas de manera calmada y comprensiva. La construcción de una relación de confianza y apoyo entre el dentista y el niño puede ayudar a reducir la ansiedad y a fomentar una experiencia dental positiva.

Uso de Sedación y Anestesia

En casos de miedo dental severo, puede ser necesario el uso de sedación o anestesia para asegurar que el tratamiento dental se realice de manera segura y efectiva. La sedación puede ayudar a los niños a relajarse y a sentirse más cómodos durante los procedimientos dentales. Es importante que los dentistas estén capacitados en el uso seguro de la sedación y que trabajen en estrecha colaboración con los padres para decidir el mejor enfoque para el manejo del miedo y la ansiedad dental del niño.

La Importancia de la Prevención y la Educación

La prevención y la educación son fundamentales para abordar el miedo y la ansiedad dental en los niños. La educación temprana y la familiarización con el entorno dental pueden ayudar a prevenir el desarrollo de miedo y ansiedad y a fomentar una actitud positiva hacia la atención dental.

Educación Temprana y Familiarización

La educación temprana sobre la importancia de la salud bucal y la familiarización con el entorno dental pueden ayudar a los niños a desarrollar una actitud positiva hacia la atención dental. Los dentistas pueden proporcionar información y recursos a los padres para ayudarles a preparar a sus hijos para las visitas al dentista y a enseñarles la importancia de la higiene bucal.

Creación de un Ambiente Dental Positivo

La creación de un ambiente dental positivo y amigable es crucial para prevenir el desarrollo de miedo y ansiedad dental en los niños. Esto incluye la creación de un entorno acogedor y relajante, la utilización de técnicas de manejo del comportamiento y la construcción de una relación de confianza y apoyo con el niño. La creación de una experiencia dental positiva desde una edad temprana puede ayudar a los niños a desarrollar una actitud positiva hacia la atención dental y a mantener una buena salud bucal a lo largo de su vida.

Apoyo Continuo y Educación para Padres

El apoyo continuo y la educación para los padres son esenciales para abordar el miedo y la ansiedad dental en los niños. Los dentistas deben trabajar en estrecha colaboración con los padres para proporcionarles la información y las herramientas necesarias para apoyar a sus hijos y para ayudarles a desarrollar una actitud positiva hacia la atención dental. La educación continua y el apoyo a los padres pueden ayudar a asegurar que los niños reciban la atención dental que necesitan y a prevenir problemas dentales a largo plazo.

Estrategias para el Manejo Emocional

1. Enfoque Preventivo y Educativo

Un enfoque preventivo y educativo es fundamental para manejar el miedo y la ansiedad dental en los niños. Este enfoque implica la preparación y educación tanto de los niños como de sus padres o cuidadores sobre la importancia de la salud bucal y la reducción de la ansiedad relacionada con las visitas al dentista.

Educación de los Padres y Cuidadores

- **Rol de los Padres en la Reducción de la Ansiedad**: Los padres y cuidadores pueden desempeñar un papel crucial en la reducción de la ansiedad dental de sus hijos. Es importante que ellos mantengan una actitud positiva hacia la atención dental y eviten transmitir sus propios miedos o experiencias negativas a los niños.

- **Preparación para la Visita Dental**: La preparación adecuada para la visita dental puede ayudar a reducir la ansiedad del niño. Los padres pueden explicar lo que el niño puede esperar durante la visita, utilizando un lenguaje positivo y no intimidante. Además, llevar al niño a la clínica dental antes de la cita para que se familiarice con el entorno puede ayudar a reducir la ansiedad.

- **Fomento de la Salud Bucal en Casa**: Fomentar la salud bucal en el hogar a través de la enseñanza de buenos hábitos de higiene bucal y la importancia de las visitas regulares al dentista puede ayudar a reducir la ansiedad dental a largo plazo.

Educación de los Niños

- **Materiales Educativos**: Utilizar libros, videos y juegos educativos diseñados para niños puede ayudar a enseñarles sobre la importancia de la salud bucal y lo que pueden esperar en el consultorio dental. Estos materiales pueden hacer que el aprendizaje sobre la salud bucal sea divertido y menos intimidante.

- **Enseñanza del Autocuidado**: Enseñar a los niños sobre la importancia de cuidar sus dientes y encías, y cómo hacerlo de manera adecuada, puede empoderarlos y reducir la ansiedad relacionada con las visitas al dentista. Los niños que están bien informados y se sienten en control de su salud bucal pueden experimentar menos miedo dental.

2. Técnicas de Manejo del Comportamiento

Las técnicas de manejo del comportamiento son estrategias utilizadas por los dentistas y el personal de la clínica para ayudar a los niños a sentirse más cómodos y cooperativos durante las visitas dentales. Estas técnicas pueden ser especialmente útiles para los niños que experimentan miedo y ansiedad dental.

Desensibilización Sistemática

- **Gradual Exposure**: La desensibilización sistemática implica exponer gradualmente al niño a las situaciones que le causan miedo, comenzando con las menos intimidantes y avanzando hacia las más desafiantes. Por ejemplo, el niño puede primero visitar la clínica dental y simplemente observar el entorno, luego sentarse en la silla dental sin ningún procedimiento, y finalmente participar en una limpieza dental sencilla.

- **Repetición y Reforzamiento**: La repetición y el reforzamiento de experiencias positivas pueden ayudar a reducir la ansiedad dental a lo largo del tiempo. Cada experiencia positiva refuerza la confianza del niño y reduce el miedo asociado con las visitas al dentista.

Refuerzo Positivo

- **Uso de Recompensas**: El refuerzo positivo implica recompensar el comportamiento deseado para motivar al niño a repetirlo. En el contexto de la atención dental, esto puede incluir ofrecer premios pequeños como pegatinas, juguetes o certificados después de una visita exitosa.

- **Elogio y Reconocimiento**: Elogiar y reconocer el comportamiento positivo del niño, como quedarse quieto durante un procedimiento o seguir instrucciones, puede aumentar su autoestima y reducir la ansiedad dental.

Modelado Conductual

- **Demostración de Comportamientos Positivos**: El modelado conductual implica demostrar comportamientos positivos que el niño puede imitar. Esto puede incluir mostrar videos de otros niños que reciben atención dental de manera calmada y cooperativa, o utilizar títeres y muñecos para simular procedimientos dentales.

- **Involucrar a los Hermanos Mayores**: Involucrar a los hermanos mayores o a otros niños que ya tienen experiencias positivas con el dentista puede ayudar a modelar un comportamiento positivo y reducir la ansiedad en los niños más pequeños .

Distracción

- **Uso de Distracciones Audiovisuales**: La distracción puede ser una herramienta efectiva para desviar la atención del niño del procedimiento dental. Esto puede incluir el uso de música, videos, juegos de realidad virtual, o dispositivos de realidad aumentada que capturan la atención del niño y disminuyen la percepción de la ansiedad y el dolor.

- **Juguetes y Actividades en la Sala de Espera**: Proporcionar juguetes y actividades en la sala de espera puede ayudar a distraer al niño y reducir la ansiedad antes de la consulta dental. La disponibilidad de opciones de entretenimiento puede hacer que la espera sea más agradable y menos estresante.

3. Técnicas de Relajación y Control del Estrés

Las técnicas de relajación y control del estrés son métodos utilizados para ayudar a los niños a relajarse y reducir la ansiedad durante las visitas dentales. Estas técnicas pueden ser especialmente útiles para los niños que experimentan un alto nivel de miedo dental.

Técnicas de Respiración

- **Respiración Profunda**: Enseñar al niño a realizar respiraciones profundas y controladas puede ayudar a reducir la ansiedad y promover la relajación. La respiración profunda puede calmar el sistema nervioso y reducir la respuesta al estrés.

- **Ejercicios de Respiración Guiados**: Los ejercicios de respiración guiados, donde el niño sigue instrucciones para inhalar y exhalar de manera lenta y controlada, pueden ser efectivos para reducir la ansiedad y fomentar un estado de calma.

Técnicas de Relajación Muscular

- **Relajación Progresiva**: La relajación muscular progresiva implica tensar y luego relajar grupos musculares específicos para liberar la tensión y promover la relajación. Esta técnica puede ser útil para reducir la ansiedad física y emocional antes y durante los procedimientos dentales.

- **Ejercicios de Relajación Guiados**: Los ejercicios de relajación guiados pueden incluir la visualización de escenas tranquilas o la escucha de una narración relajante que guía al niño a través de una serie de ejercicios de relajación muscular.

Técnicas de Visualización

- **Visualización Positiva**: La visualización positiva implica imaginar situaciones agradables y relajantes para reducir la ansiedad. Los niños pueden cerrar los ojos y visualizar un lugar feliz, como una playa o un parque, para desviar su mente del procedimiento dental.

- **Guías de Visualización**: Utilizar guías de visualización, como libros ilustrados o aplicaciones de visualización, puede ayudar a los niños a aprender y practicar la técnica de visualización positiva.

4. Uso de Técnicas Farmacológicas

En algunos casos, puede ser necesario utilizar técnicas farmacológicas para manejar el miedo y la ansiedad dental en los niños. Estas técnicas deben ser utilizadas con cuidado y bajo la supervisión de un profesional dental calificado.

Sedación Consciente

- **Sedación Oral**: La sedación oral implica la administración de un medicamento sedante en forma de líquido o pastilla que ayuda a calmar al niño y reducir la ansiedad. La sedación oral es una opción no invasiva y puede ser adecuada para niños que experimentan ansiedad moderada.

- **Sedación Intravenosa (IV)**: La sedación intravenosa implica la administración de un medicamento sedante a través de una vena. Este método proporciona un efecto sedante más rápido y controlado y puede ser adecuado para niños con ansiedad severa o para procedimientos dentales más complejos.

Anestesia General

- **Indicaciones para la Anestesia General**: La anestesia general puede ser necesaria para niños con miedo extremo o para aquellos que requieren múltiples procedimientos dentales en una sola visita. La anestesia general permite que el niño esté completamente dormido y no experimente ninguna sensación o ansiedad durante el procedimiento.

- **Precauciones y Consideraciones**: La anestesia general debe ser administrada en un entorno controlado por un anestesiólogo calificado. Es importante realizar una evaluación exhaustiva de la salud del niño antes de la anestesia y seguir todas las precauciones de seguridad para minimizar los riesgos.

5. Creación de un Entorno Dental Amigable

Crear un entorno dental amigable y acogedor es fundamental para reducir el miedo y la ansiedad dental en los niños. Un entorno positivo puede hacer que la experiencia dental sea más agradable y menos estresante.

Diseño de la Clínica Dental

- **Espacios Amigables para los Niños**: Diseñar la clínica dental con espacios amigables para los niños, incluyendo áreas de juego, decoración colorida y muebles cómodos, puede hacer que el entorno sea más acogedor y menos intimidante para los niños.

- **Eliminación de Estímulos Estresantes**: Reducir los estímulos estresantes en la clínica dental, como el ruido de los equipos dentales y las luces brillantes, puede ayudar a crear un ambiente más relajante y reducir la ansiedad del niño.

Capacitación del Personal Dental

- **Capacitación en Manejo del Comportamiento**: Capacitar al personal dental en técnicas de manejo del comportamiento y estrategias para reducir la ansiedad dental puede mejorar la experiencia del niño en la clínica dental. Es importante que todo el personal esté capacitado para interactuar de manera positiva y tranquilizadora con los niños.

- **Enfoque en la Comunicación Positiva**: Fomentar la comunicación positiva y empática con los niños y sus padres puede ayudar a reducir la ansiedad dental. El personal dental debe utilizar un lenguaje sencillo y tranquilizador y estar dispuesto a responder a las preguntas y preocupaciones del niño.

Programas de Familiarización

- **Visitas de Familiarización**: Ofrecer visitas de familiarización a la clínica dental antes de la cita puede ayudar a los niños a sentirse más cómodos y familiarizados con el entorno dental. Estas visitas pueden incluir un recorrido por la clínica, la oportunidad de conocer al personal y la demostración de algunos procedimientos dentales de manera no intimidante.

- **Eventos de Educación y Diversión**: Organizar eventos educativos y divertidos en la clínica dental, como días de puertas abiertas o talleres sobre salud bucal, puede ayudar a los niños a asociar la visita al dentista con experiencias positivas y educativas.

El manejo del miedo y la ansiedad dental en los niños es una parte esencial de la práctica odontológica pediátrica. Al comprender los factores que contribuyen al miedo dental y utilizar una variedad de estrategias para manejar la ansiedad, los profesionales dentales pueden mejorar significativamente la experiencia dental de los niños y fomentar una actitud positiva hacia la salud bucal.

Las estrategias efectivas para el manejo emocional incluyen la educación de los padres y los niños, el uso de técnicas de manejo del comportamiento, la implementación de técnicas de relajación y control del estrés, y la creación de un entorno dental amigable. En algunos casos, puede ser necesario utilizar técnicas farmacológicas para manejar el miedo extremo y garantizar que el niño reciba la atención dental necesaria.

Al adoptar un enfoque compasivo y centrado en el niño, los profesionales dentales pueden ayudar a reducir el miedo y la ansiedad dental, mejorar la salud bucal de los niños y establecer una base sólida para una vida de buena salud bucal y bienestar general.

Parte II: Estrategias de Manejo en la Clínica Dental

Capítulo 5:

Preparación y Ambiente Clínico

Diseño de la Clínica Amigable para Niños

1. Importancia de un Entorno Amigable para Niños

La creación de un entorno amigable para los niños en la clínica dental es esencial para proporcionar una experiencia positiva y reducir el miedo y la ansiedad dental. Un diseño bien pensado puede transformar la visita al dentista en una experiencia agradable y educativa para los niños, fomentando una actitud positiva hacia la salud bucal y alentando la cooperación y el cumplimiento del tratamiento.

El entorno físico de la clínica dental debe estar diseñado para ser acogedor y tranquilizador, minimizando el estrés y la incomodidad que los niños pueden sentir al visitar al dentista. Un ambiente clínico que se adapta a las necesidades emocionales y psicológicas de los niños puede hacer que se sientan más seguros y cómodos, lo que es crucial para el éxito del tratamiento dental.

2. Elementos Clave en el Diseño de la Clínica Dental para Niños

Un diseño de clínica dental amigable para niños incluye varios elementos clave que ayudan a crear un ambiente positivo y atractivo para los pacientes más jóvenes.

Decoración y Estética

- **Colores y Temas Agradables**: Utilizar una paleta de colores brillantes y alegres puede hacer que el entorno sea más acogedor y menos intimidante para los niños. Incorporar temas divertidos, como animales, personajes de cuentos o elementos de la naturaleza, puede ayudar a crear una atmósfera lúdica y estimulante.

- **Murales y Gráficos Interactivos**: Los murales y gráficos interactivos en las paredes pueden captar la atención de los niños y hacer que se sientan más cómodos y entretenidos. Estos elementos visuales pueden incluir escenas de la naturaleza, personajes de dibujos animados o paisajes imaginarios que fomentan la curiosidad y la imaginación.

- **Mobiliario Adaptado**: El mobiliario debe ser cómodo y seguro para los niños, con sillas y mesas a su medida. Es importante que el mobiliario sea resistente y fácil de limpiar, y que esté diseñado para evitar accidentes y caídas.

Áreas de Espera y Juego

- **Espacio de Juego**: Incluir un área de juego en la sala de espera puede ayudar a mantener a los niños entretenidos y reducir su ansiedad antes de la consulta. Este espacio puede estar equipado con juguetes, libros, juegos de mesa y materiales de arte que permitan a los niños expresarse y distraerse.

- **Tecnología y Entretenimiento**: Incorporar tecnología, como tabletas con juegos educativos, pantallas de televisión con programas infantiles o estaciones de videojuegos, puede hacer que la espera sea más agradable y menos estresante para los niños. Estos elementos pueden ayudar a desviar la atención del niño de cualquier miedo o ansiedad que pueda sentir.

- **Zona de Lectura**: Una zona de lectura con libros infantiles y revistas puede ofrecer una alternativa tranquila y educativa para los niños que prefieren actividades más silenciosas. Los libros pueden incluir temas sobre la salud bucal y la importancia de cuidar los dientes, ayudando a educar a los niños mientras esperan.

Diseño del Espacio Clínico

- **Privacidad y Espacio Personal**: Diseñar áreas de tratamiento que ofrezcan privacidad y espacio personal puede ayudar a reducir la ansiedad y proporcionar un entorno más seguro para los niños. Las estaciones de tratamiento separadas con cortinas o divisores pueden proporcionar la privacidad necesaria sin aislar completamente al niño.

- **Accesibilidad y Seguridad**: La clínica debe estar diseñada para ser accesible y segura para todos los niños, incluyendo aquellos con discapacidades físicas. Esto incluye rampas de acceso, baños adaptados y la eliminación de obstáculos que puedan representar un riesgo de caída o accidente.

- **Iluminación Suave y Ajustable**: Utilizar una iluminación suave y ajustable puede ayudar a crear un ambiente más relajante y cómodo para los niños. La iluminación brillante puede ser intimidante, por lo que es importante poder ajustar la intensidad de la luz para satisfacer las necesidades individuales de cada niño.

3. Estrategias para Crear una Experiencia Positiva

Crear una experiencia positiva en la clínica dental va más allá del diseño físico y requiere una atención cuidadosa a la interacción entre el personal y los pacientes.

Capacitación del Personal en Comunicación y Manejo del Comportamiento

- **Comunicación Positiva y Empática**: El personal debe estar capacitado para comunicarse de manera positiva y empática con los niños, utilizando un lenguaje sencillo y tranquilizador. Es importante que los profesionales dentales expliquen los procedimientos de manera que los niños puedan entender y se sientan seguros.

- **Técnicas de Manejo del Comportamiento**: Capacitar al personal en técnicas de manejo del comportamiento, como la distracción, el refuerzo positivo y la desensibilización sistemática, puede ayudar a reducir la ansiedad y fomentar la cooperación del niño durante el tratamiento.

Involucrar a los Padres y Cuidadores

- **Educación y Apoyo a los Padres**: Proporcionar educación y apoyo a los padres sobre cómo preparar a sus hijos para las visitas dentales y cómo manejar la ansiedad dental puede ayudar a crear una experiencia más positiva. Los padres desempeñan un papel crucial en la preparación emocional de sus hijos y en la promoción de una actitud positiva hacia la atención dental.

- **Involucrar a los Padres en el Proceso de Tratamiento**: Permitir que los padres acompañen a sus hijos durante la consulta y el tratamiento puede proporcionar una fuente adicional de seguridad y apoyo para el niño. La presencia de un padre o cuidador puede ayudar a reducir la ansiedad y hacer que el niño se sienta más cómodo y seguro.

Proporcionar Educación Dental de Manera Divertida

- **Materiales Educativos Interactivos**: Utilizar materiales educativos interactivos, como juegos, aplicaciones y videos, puede hacer que el aprendizaje sobre la salud bucal sea divertido y atractivo para los niños. Estos recursos pueden ayudar a los niños a comprender la importancia de la higiene bucal y a desarrollar buenos hábitos de cuidado dental.

- **Talleres y Eventos Educativos**: Organizar talleres y eventos educativos en la clínica puede proporcionar una oportunidad para que los niños aprendan sobre la salud bucal de manera práctica y divertida. Estos eventos pueden incluir actividades como demostraciones de cepillado, juegos educativos y charlas sobre la salud bucal.

Equipos y Tecnologías Recomendadas

1. Importancia de la Tecnología en la Odontología Pediátrica

La tecnología juega un papel crucial en la odontología pediátrica, ya que permite proporcionar una atención más eficaz, cómoda y segura para los niños. El uso de equipos y tecnologías avanzadas puede mejorar la precisión del diagnóstico, la eficacia del tratamiento y la experiencia general del paciente.

La integración de tecnologías modernas en la clínica dental también puede ayudar a reducir el miedo y la ansiedad dental, ya que muchos de estos dispositivos están diseñados para ser menos invasivos y más cómodos para los pacientes. Además, la tecnología puede facilitar la comunicación y la educación, ayudando a los niños a comprender mejor los procedimientos y la importancia de la salud bucal.

2. Equipos Dentales Adaptados para Niños

Es esencial que la clínica dental esté equipada con dispositivos y herramientas que sean adecuados y seguros para el tratamiento de los niños. A continuación, se describen algunos de los equipos recomendados para una clínica dental pediátrica.

Sillas Dentales para Niños

- **Sillas Dentales Pediátricas**: Las sillas dentales diseñadas específicamente para niños son más pequeñas y ajustables, lo que permite una mayor comodidad y seguridad para el paciente. Estas sillas suelen tener diseños coloridos y atractivos que pueden ayudar a reducir la ansiedad y hacer que la experiencia dental sea más agradable para los niños.

- **Ajuste Ergonómico**: Es importante que las sillas dentales sean ergonómicas y permitan ajustar la posición para adaptarse al tamaño y las necesidades del niño. Un buen ajuste ergonómico puede ayudar a minimizar la incomodidad y facilitar el acceso del dentista durante los procedimientos.

Equipos de Imagen Dental

- **Radiografía Digital**: La radiografía digital es una herramienta esencial en la odontología pediátrica, ya que proporciona imágenes detalladas y de alta resolución de los dientes y las estructuras óseas, con una exposición a la radiación significativamente menor que la radiografía convencional. Esta tecnología permite un diagnóstico más preciso y rápido, y es especialmente útil para monitorear el desarrollo dental y detectar problemas a una edad temprana.

- **Cámaras Intraorales**: Las cámaras intraorales son dispositivos pequeños y portátiles que permiten capturar imágenes detalladas del interior de la boca. Estas imágenes pueden ser utilizadas para educar a los niños y a sus padres sobre la salud bucal, así como para documentar y planificar el tratamiento dental.

- **Tomografía Computarizada de Haz Cónico (CBCT)**: La CBCT es una herramienta avanzada de imagen que proporciona una vista tridimensional detallada de las estructuras dentales y óseas. Esta tecnología es útil para la planificación de tratamientos complejos y la evaluación de problemas dentales en pacientes pediátricos.

Herramientas de Tratamiento Dental

- **Láser Dental**: El uso de láser dental en la odontología pediátrica puede proporcionar una opción de tratamiento menos invasiva y más cómoda para los niños. Los láseres pueden ser utilizados para una variedad de procedimientos, incluyendo la eliminación de caries, el tratamiento de las encías y la cirugía de tejidos blandos. Los tratamientos con láser suelen ser menos dolorosos y requieren menos tiempo de recuperación que los métodos tradicionales.

- **Aparatos de Sedación y Anestesia**: Los dispositivos de sedación y anestesia son esenciales para el manejo del dolor y la ansiedad durante los procedimientos dentales. Esto incluye equipos para la administración de sedación oral, inhalatoria (óxido nitroso) e intravenosa, así como sistemas de anestesia general para procedimientos más complejos.

- **Equipos de Selladores Dentales**: Los selladores dentales son una herramienta preventiva importante para proteger los dientes de la caries. Los equipos de sellado incluyen dispositivos que permiten la aplicación precisa y efectiva de los selladores en las superficies de masticación de los molares permanentes.

Herramientas de Higiene Bucal

- **Cepillos de Dientes Eléctricos para Niños**: Los cepillos de dientes eléctricos diseñados para niños pueden hacer que la higiene bucal sea más efectiva y divertida. Estos cepillos suelen tener diseños coloridos y características interactivas, como temporizadores y melodías, que ayudan a motivar a los niños a cepillarse adecuadamente.

- **Dispositivos de Irrigación Oral**: Los dispositivos de irrigación oral pueden ser útiles para los niños que tienen dificultades para usar el hilo dental, ya que permiten limpiar eficazmente entre los dientes y alrededor de los aparatos ortodónticos. Estos dispositivos utilizan un chorro de agua para eliminar la placa y los residuos alimenticios.

3. Tecnologías Avanzadas para el Diagnóstico y Tratamiento

Las tecnologías avanzadas pueden mejorar significativamente la precisión del diagnóstico y la eficacia del tratamiento en la odontología pediátrica. A continuación, se describen algunas de las tecnologías más avanzadas y recomendadas para una clínica dental pediátrica.

Software de Planificación y Diagnóstico

- **Software de Imagen Digital**: El software de imagen digital permite a los dentistas analizar y manipular las imágenes radiográficas para un diagnóstico más preciso. Estos programas pueden ayudar a identificar caries, enfermedades periodontales, maloclusiones y otros problemas dentales, y son útiles para la planificación del tratamiento y la evaluación del progreso.

- **Programas de Simulación 3D**: Los programas de simulación 3D permiten a los dentistas crear modelos tridimensionales de los dientes y la mandíbula del paciente para planificar tratamientos complejos. Estas simulaciones pueden ayudar a prever los resultados del tratamiento y a educar a los niños y a sus padres sobre las opciones de tratamiento disponibles.

Dispositivos de Diagnóstico Avanzado

- **Sistemas de Diagnóstico por Imagen de Alta Resolución**: Los sistemas de diagnóstico por imagen de alta resolución, como la tomografía óptica coherente (OCT), pueden proporcionar imágenes detalladas de la estructura dental y los tejidos blandos. Estos dispositivos son útiles para detectar problemas dentales en sus primeras etapas y planificar tratamientos precisos.

- **Tecnología de Detección de Caries con Láser**: La tecnología de detección de caries con láser, como la fluorescencia láser, permite identificar la caries en sus etapas iniciales antes de que sea visible en las radiografías tradicionales. Esta tecnología puede ayudar a prevenir la progresión de la caries y a preservar la estructura dental.

Tecnologías de Tratamiento Mínimamente Invasivo

- **Odontología con Láser**: El uso de láser en la odontología permite realizar procedimientos de manera mínimamente invasiva, reduciendo el dolor y el tiempo de recuperación. Los láseres pueden ser utilizados para tratar la caries, las enfermedades periodontales y realizar cirugías de tejidos blandos con mayor precisión y comodidad para el paciente.

- **Terapia Fotodinámica**: La terapia fotodinámica es una tecnología avanzada que utiliza luz y un fotosensibilizador para tratar infecciones y enfermedades periodontales. Esta terapia puede ser una alternativa menos invasiva y más efectiva que los tratamientos tradicionales.

4. Consideraciones para la Implementación de Nuevas Tecnologías

La implementación de nuevas tecnologías en la clínica dental requiere una planificación cuidadosa y una inversión significativa. A continuación, se describen algunas consideraciones clave para la integración de tecnologías avanzadas en la clínica dental pediátrica.

Evaluación de Necesidades y Beneficios

- **Evaluar las Necesidades de la Clínica**: Antes de invertir en nuevas tecnologías, es importante evaluar las necesidades específicas de la clínica y los pacientes. Esto puede incluir una revisión de los procedimientos más comunes y las áreas en las que la tecnología podría mejorar la eficiencia y la calidad del tratamiento.

- **Considerar los Beneficios para los Pacientes**: La tecnología debe proporcionar beneficios tangibles para los pacientes, como una mayor precisión en el diagnóstico, una reducción del dolor y el tiempo de recuperación, y una mejora en la experiencia general del paciente. Es importante considerar cómo la tecnología puede mejorar la atención y la satisfacción del paciente.

Capacitación del Personal

- **Capacitación en Nuevas Tecnologías**: La implementación de nuevas tecnologías requiere que el personal esté adecuadamente capacitado para utilizar los equipos de manera efectiva y segura. Esto puede incluir la participación en cursos de formación, seminarios y talleres para familiarizarse con las nuevas tecnologías y aprender las mejores prácticas para su uso.

- **Actualización Continua de Habilidades**: Es importante que el personal se mantenga al día con las últimas innovaciones tecnológicas y continúe actualizando sus habilidades a través de la educación continua. La participación en conferencias y la lectura de literatura profesional pueden ayudar a mantenerse informado sobre las nuevas tecnologías y su aplicación en la odontología pediátrica.

Consideraciones de Costos y Retorno de la Inversión

- **Evaluar los Costos Iniciales y de Mantenimiento**: La inversión en nuevas tecnologías puede ser costosa, por lo que es importante evaluar los costos iniciales de compra e instalación, así como los costos continuos de mantenimiento y actualización. Es crucial considerar el impacto financiero a largo plazo y asegurarse de que la inversión sea sostenible para la clínica.

- **Calcular el Retorno de la Inversión**: Evaluar el retorno de la inversión (ROI) potencial de la nueva tecnología es esencial para garantizar que la inversión sea rentable. Esto puede incluir la mejora de la eficiencia de los tratamientos, la reducción de los costos operativos y el aumento de la satisfacción y retención de los pacientes.

5. Futuro de la Tecnología en la Odontología Pediátrica

El futuro de la tecnología en la odontología pediátrica es prometedor, con continuas innovaciones que mejoran la calidad de la atención y la experiencia del paciente. A continuación, se describen algunas de las tendencias emergentes que podrían transformar la práctica de la odontología pediátrica en los próximos años.

Inteligencia Artificial y Diagnóstico Predictivo

- **Aplicaciones de Inteligencia Artificial:** La inteligencia artificial (IA) tiene el potencial de revolucionar el diagnóstico y el tratamiento dental mediante el análisis de grandes volúmenes de datos para identificar patrones y predecir problemas de salud bucal. La IA puede ser utilizada para desarrollar sistemas de diagnóstico predictivo que mejoren la precisión y la eficiencia de los tratamientos dentales.

- **Automatización de Procesos Diagnósticos:** La automatización de procesos diagnósticos mediante el uso de algoritmos de IA puede ayudar a identificar problemas dentales en sus etapas iniciales y recomendar tratamientos personalizados basados en el historial dental y las características individuales del paciente.

Impresión 3D y Personalización de Tratamientos

- **Tecnología de Impresión 3D:** La impresión 3D permite la fabricación de modelos dentales precisos y personalizados, así como la creación de aparatos ortodónticos y prótesis a medida. Esta tecnología puede mejorar la precisión y la eficiencia del tratamiento, y proporcionar una mejor experiencia para los pacientes pediátricos.

- **Personalización de Tratamientos:** La tecnología de impresión 3D permite la personalización de los tratamientos dentales, lo que puede mejorar la eficacia y la comodidad de los procedimientos. Los tratamientos personalizados pueden incluir alineadores transparentes, coronas y puentes, y dispositivos de ortodoncia diseñados específicamente para las necesidades individuales del niño.

Tecnologías de Realidad Virtual y Aumentada

- **Aplicaciones de Realidad Virtual:** La realidad virtual (VR) puede ser utilizada para reducir la ansiedad dental y mejorar la experiencia del paciente mediante la creación de entornos inmersivos y relajantes. Los niños pueden usar gafas de VR para distraerse y relajarse durante los procedimientos dentales, lo que puede hacer que la experiencia sea menos estresante y más positiva.

- **Realidad Aumentada para la Educación y la Formación:** La realidad aumentada (AR) puede ser utilizada para proporcionar educación y formación tanto a los pacientes como al personal dental. La AR puede superponer información y gráficos en tiempo real para ayudar a los niños a comprender mejor los procedimientos dentales y la importancia de la salud bucal.

Conclusión

La preparación y el ambiente clínico en la odontología pediátrica son componentes cruciales para proporcionar una atención de alta calidad y mejorar la experiencia del paciente. Un diseño de clínica amigable para los niños, junto con el uso de equipos y tecnologías avanzadas, puede ayudar a reducir el miedo y la ansiedad dental, mejorar la eficacia del tratamiento y fomentar una actitud positiva hacia la salud bucal a lo largo de la vida.

Al adoptar un enfoque integral que combina un entorno físico acogedor, la capacitación del personal y la integración de tecnologías avanzadas, los profesionales dentales pueden crear una experiencia dental más positiva y efectiva para los niños, asegurando su bienestar y salud bucal a largo plazo.

Capítulo 6:

Comunicación Efectiva con Niños y Padres

Técnicas de Comunicación

1. Importancia de la Comunicación Efectiva

La comunicación efectiva es una herramienta fundamental en la práctica de la odontología pediátrica. No solo facilita el diagnóstico y tratamiento, sino que también juega un papel crucial en la reducción de la ansiedad y el miedo que los niños pueden sentir hacia las visitas al dentista. Además, establece una relación de confianza entre el dentista, los niños y sus padres, lo que promueve la cooperación y mejora la adherencia a los tratamientos. En esta sección, profundizaremos en las técnicas de comunicación más efectivas tanto con los niños como con sus padres, y exploraremos cómo estas prácticas pueden mejorar la experiencia dental y los resultados de salud bucal.

Importancia de la Comunicación Efectiva

La comunicación efectiva en la odontología pediátrica es esencial por varias razones. En primer lugar, ayuda a establecer una relación de confianza entre el dentista y el paciente. Los niños son especialmente sensibles a la forma en que se les habla y se les trata, y una comunicación clara y comprensiva puede hacer que se sientan más seguros y confiados. En segundo lugar, la comunicación efectiva permite a los dentistas explicar los procedimientos de manera que los niños puedan entender, reduciendo así la ansiedad y el miedo. Finalmente, una buena comunicación con los padres es crucial para asegurar que comprendan la importancia de la higiene bucal y el tratamiento dental, lo que puede mejorar significativamente la adherencia al tratamiento y los resultados de salud bucal.

Técnicas de Comunicación con Niños

Lenguaje Sencillo y Comprensible

La comunicación con niños requiere un enfoque adaptado a su nivel de desarrollo y comprensión. Utilizar un lenguaje sencillo y comprensible es esencial para asegurar que los niños comprendan la información que se les proporciona. Esto implica evitar términos técnicos o complicados que puedan confundir o asustar al niño. Por ejemplo, en lugar de decir "Vamos a realizar una obturación", es más efectivo decir "Vamos a poner un parche en tu diente para que se cure". Adaptar el lenguaje a la edad y la experiencia del niño puede ayudar a reducir la ansiedad y a fomentar una actitud positiva hacia la atención dental.

Analogías y Metáforas

Las analogías y metáforas pueden ser herramientas poderosas para ayudar a los niños a entender los procedimientos dentales de manera que les resulte menos intimidante. Por ejemplo, explicar que el ruido del taladro dental es similar al zumbido de una abeja puede hacer que sea menos temido. Comparar el cepillado de los dientes con "darle un baño a tus dientes" o la aplicación de flúor como "ponerles una capa de protección especial" puede hacer que estos conceptos sean más accesibles y menos amenazantes para los niños.

Comunicación No Verbal

Lenguaje Corporal Positivo

El lenguaje corporal positivo, como sonreír, mantener el contacto visual y usar gestos amigables, puede ayudar a transmitir confianza y calidez. Es importante que el dentista y el personal de la clínica muestren una actitud relajada y acogedora. Mantener una postura abierta y utilizar un tono de voz calmado y reconfortante puede hacer que el niño se sienta más seguro y cómodo. El contacto visual es especialmente importante, ya que puede ayudar a establecer una conexión personal con el niño y a demostrar que el dentista está interesado y preocupado por su bienestar.

Demostraciones Visuales

Las demostraciones visuales pueden ser extremadamente efectivas para ayudar a los niños a entender qué esperar durante un procedimiento dental. Mostrar los instrumentos dentales y explicar su función de manera no intimidante puede ayudar a reducir la ansiedad del niño. Los modelos dentales y las ilustraciones también pueden ser útiles para explicar los procedimientos y ayudar a los niños a visualizar lo que se va a hacer. Por ejemplo, mostrar un modelo dental y explicar cómo se utilizará el espejo dental para "contar" los dientes puede hacer que el procedimiento parezca más divertido y menos aterrador.

Técnica de Decir-Mostrar-Hacer

La técnica de Decir-Mostrar-Hacer es una estrategia efectiva para ayudar a los niños a entender y a sentirse más cómodos con los procedimientos dentales. Esta técnica implica tres pasos:

1. **Decir:** Explicar el procedimiento al niño utilizando un lenguaje sencillo y claro. Por ejemplo, decir: "Voy a contar tus dientes para ver cuántos tienes". Esto ayuda a preparar al niño y a reducir su ansiedad al saber qué esperar.

2. **Mostrar:** Mostrar al niño el instrumento que se va a utilizar y cómo se va a realizar el procedimiento. Por ejemplo, mostrar el espejo dental y cómo se usará para ver los dientes. Esto ayuda a desmitificar el procedimiento y a reducir el miedo.
3. **Hacer:** Realizar el procedimiento mientras se sigue explicando lo que se está haciendo. Esto ayuda a que el niño se sienta más seguro y entienda lo que está sucediendo en cada paso. Continuar la explicación durante el procedimiento puede mantener al niño distraído y tranquilo.

Reforzamiento Positivo

Elogios y Recompensas

El elogio y las recompensas son herramientas efectivas para reforzar el comportamiento positivo en los niños. Elogiar al niño por su cooperación y valentía durante la consulta puede aumentar su confianza y motivación. Utilizar frases como "¡Lo hiciste muy bien!" o "Eres muy valiente" puede fortalecer la autoestima del niño y reducir el miedo. Ofrecer pequeñas recompensas, como pegatinas o juguetes, puede ser un incentivo positivo para fomentar el buen comportamiento y hacer que la experiencia dental sea más gratificante.

Refuerzo Verbal

El refuerzo verbal positivo es otra técnica eficaz para reforzar el comportamiento deseado en los niños. Utilizar frases como "¡Excelente trabajo!" o "¡Estoy muy orgulloso de ti!" puede ayudar a los niños a sentirse valorados y a fomentar una actitud positiva hacia la atención dental. El refuerzo verbal puede ser especialmente útil para niños que son particularmente ansiosos o temerosos, ya que puede proporcionar un estímulo inmediato y positivo que refuerce su buen comportamiento.

Escucha Activa

Prestar Atención

La escucha activa es una parte esencial de la comunicación efectiva con los niños. Escuchar activamente a los niños, prestando atención a sus preocupaciones y miedos, es crucial para establecer una comunicación efectiva. Esto incluye hacer preguntas abiertas y permitir que el niño exprese sus sentimientos. Por ejemplo, preguntar "¿Qué es lo que te preocupa más sobre tu visita al dentista?" puede ayudar a identificar y abordar los temores específicos del niño.

Responder con Empatía

Responder a las preocupaciones del niño con empatía y comprensión puede ayudar a reducir su ansiedad. Validar sus sentimientos y ofrecer apoyo puede hacer que se sientan más comprendidos y seguros. Utilizar frases como "Entiendo que te sientas nervioso, es normal, y estoy aquí para ayudarte" puede tranquilizar al niño y demostrar que sus sentimientos son importantes y validos.

Técnicas de Comunicación con Padres

Explicación Clara y Detallada

Información Completa

Proporcionar a los padres información completa y detallada sobre el estado de salud bucal de sus hijos, los procedimientos necesarios y las opciones de tratamiento es fundamental para asegurar que comprendan y puedan apoyar adecuadamente el cuidado dental de sus hijos. Utilizar un lenguaje claro y evitar términos médicos complicados es esencial para asegurar que los padres comprendan la información que se les proporciona. Por ejemplo, en lugar de decir "Su hijo tiene caries en la superficie oclusal del primer molar", es más efectivo decir "Hemos encontrado una pequeña cavidad en uno de los dientes traseros de su hijo".

Uso de Materiales Visuales

El uso de materiales visuales, como radiografías, fotos y modelos dentales, puede ser muy útil para explicar los diagnósticos y tratamientos a los padres. Estos materiales pueden ayudar a los padres a comprender mejor la información y a tomar decisiones informadas sobre el tratamiento de sus hijos. Mostrar una radiografía y explicar cómo se puede ver una cavidad o la alineación de los dientes puede hacer que la información sea más tangible y fácil de entender para los padres.

Educación y Asesoramiento

Educación sobre Higiene Bucal

Educar a los padres sobre la importancia de la higiene bucal y cómo ayudar a sus hijos a mantener una buena salud dental en casa es una parte fundamental de la comunicación efectiva. Proporcionar consejos prácticos y demostraciones sobre técnicas de cepillado y uso del hilo dental puede empoderar a los padres para que apoyen la salud bucal de sus hijos. Por ejemplo, enseñar a los padres cómo cepillar los dientes de sus hijos en un ángulo de 45 grados y cómo usar el hilo dental correctamente puede mejorar significativamente la higiene bucal de los niños.

Asesoramiento sobre Hábitos Alimenticios

Asesorar a los padres sobre la importancia de una dieta equilibrada y la limitación de alimentos y bebidas azucaradas para prevenir la caries dental es crucial para la salud bucal de los niños. Ofrecer recomendaciones sobre alternativas saludables, como frutas y verduras frescas en lugar de golosinas azucaradas, puede ayudar a los padres a tomar decisiones informadas sobre la dieta de sus hijos. Además, explicar cómo los alimentos azucarados pueden contribuir a la formación de caries puede motivar a los padres a limitar el consumo de estos alimentos.

Manejo de la Ansiedad Dental

Preparación para la Visita Dental

Ofrecer consejos sobre cómo preparar a los niños para la visita dental puede ayudar a reducir la ansiedad. Esto puede incluir leer libros sobre visitas al dentista, practicar visitas simuladas en casa y mantener una actitud positiva hacia la atención dental. Por ejemplo, leer un libro que explique qué esperar en una visita al dentista puede ayudar a los niños a sentirse más preparados y menos temerosos. Practicar visitas simuladas, donde los padres juegan el papel de dentista y explican lo que sucederá durante la visita, puede hacer que la experiencia real sea menos intimidante.

Apoyo Emocional

Proporcionar apoyo emocional a los padres y asegurarlos de que es normal que los niños sientan miedo o ansiedad hacia la atención dental es fundamental. Ofrecer estrategias para manejar la ansiedad dental, como técnicas de relajación o la creación de un ambiente positivo en la clínica, puede ayudar a los padres a apoyar a sus hijos durante la visita. Por ejemplo, sugerir que los padres traigan el juguete favorito de su hijo o una manta reconfortante puede ayudar a los niños a sentirse más seguros y relajados.

Involucrar a los Padres en el Proceso de Tratamiento

Participación Activa

Involucrar a los padres en el proceso de tratamiento, permitiéndoles estar presentes durante la consulta y el procedimiento, puede proporcionar una fuente adicional de seguridad y apoyo para el niño. La presencia de un padre puede hacer que el niño se sienta más seguro y cómodo, y puede facilitar la cooperación durante el tratamiento. Además, permitir que los padres observen el procedimiento puede ayudarles a comprender mejor lo que está sucediendo y a apoyar a su hijo de manera más efectiva.

Discusión de Opciones de Tratamiento

Discutir las opciones de tratamiento con los padres, incluyendo los beneficios y riesgos de cada opción, es crucial para asegurar que comprendan completamente las recomendaciones del dentista y que puedan tomar decisiones informadas. Proporcionar una explicación clara de las opciones disponibles, junto con una discusión de los posibles resultados y las implicaciones a largo plazo, puede ayudar a los padres a sentirse más seguros en la toma de decisiones. Por ejemplo, explicar cómo diferentes opciones de tratamiento pueden afectar la salud bucal a largo plazo y proporcionar recomendaciones basadas en la evidencia puede ayudar a los padres a elegir el mejor curso de acción para su hijo.

Educación a los Padres sobre la Salud Dental

1. Importancia de la Educación Dental para los Padres

La educación dental para los padres es esencial para promover una buena salud bucal en los niños. Los padres desempeñan un papel crucial en el establecimiento de hábitos de higiene bucal y en la prevención de enfermedades dentales. La educación adecuada puede empoderar a los padres para que tomen un papel activo en el cuidado dental de sus hijos y fomenten una actitud positiva hacia la salud bucal.

2. Temas Clave en la Educación Dental para los Padres

A continuación, se describen algunos de los temas clave que deben abordarse en la educación dental para los padres.

Desarrollo de la Dentición

- **Erupción de los Dientes Primarios y Permanentes**: Explicar el proceso de erupción de los dientes primarios y permanentes, incluyendo las etapas de desarrollo y los tiempos esperados para la aparición de cada diente. Proporcionar información sobre cómo manejar la incomodidad asociada con la erupción dental, como el uso de mordedores fríos y la higiene bucal adecuada.

- **Importancia de los Dientes Primarios**: Educar a los padres sobre la importancia de los dientes primarios para la masticación, el desarrollo del habla y el mantenimiento del espacio para los dientes permanentes. Destacar la necesidad de cuidar los dientes primarios y tratar cualquier problema dental a tiempo.

Higiene Bucal en Casa

- **Técnicas de Cepillado y Uso del Hilo Dental:** Enseñar a los padres las técnicas adecuadas de cepillado y uso del hilo dental para sus hijos. Proporcionar demostraciones prácticas y consejos sobre la elección de los cepillos de dientes y la pasta dental adecuados para cada etapa de desarrollo.

- **Establecimiento de Rutinas de Higiene Bucal:** Ayudar a los padres a establecer rutinas diarias de higiene bucal para sus hijos, incluyendo el cepillado dos veces al día y el uso del hilo dental una vez al día. Ofrecer estrategias para motivar a los niños a seguir estas rutinas, como el uso de calendarios de cepillado y recompensas.

Nutrición y Salud Bucal

- **Impacto de la Dieta en la Salud Bucal:** Explicar cómo la dieta afecta la salud bucal y la importancia de una alimentación equilibrada. Proporcionar información sobre los alimentos y bebidas que pueden aumentar el riesgo de caries, como los azúcares y los carbohidratos refinados, y recomendar alternativas saludables.

- **Fomentar Hábitos Alimenticios Saludables:** Ofrecer consejos sobre cómo fomentar hábitos alimenticios saludables en los niños, como la inclusión de frutas y verduras en la dieta y la limitación del consumo de jugos y refrescos. Proporcionar ideas para meriendas saludables que sean amigables con los dientes.

Prevención de Enfermedades Dentales

- **Importancia de las Visitas Regulares al Dentista**: Destacar la importancia de las visitas regulares al dentista para la detección temprana y el tratamiento de problemas dentales. Explicar el papel de los chequeos dentales en la prevención de enfermedades y la promoción de una buena salud bucal.

- **Fluoruración y Selladores Dentales**: Informar a los padres sobre los beneficios de la fluoruración y los selladores dentales en la prevención de la caries. Explicar cómo estos tratamientos pueden proteger los dientes de los niños y reducir el riesgo de caries.

Manejo de Hábitos Orales

- **Uso de Chupetes y Succión del Pulgar**: Proporcionar información sobre los efectos del uso prolongado de chupetes y la succión del pulgar en la alineación dental y el desarrollo de la mandíbula. Ofrecer estrategias para ayudar a los niños a dejar estos hábitos antes de que causen problemas dentales.

- **Manejo de la Respiración Bucal**: Explicar cómo la respiración bucal puede afectar la salud bucal y la importancia de identificar y tratar las causas subyacentes, como la congestión nasal o las alergias. Proporcionar consejos sobre cómo promover la respiración nasal y mejorar la salud bucal.

Atención de Emergencias Dentales

- **Manejo de Traumas Dentales**: Proporcionar información sobre cómo manejar las emergencias dentales, como la fractura de un diente o la avulsión dental. Explicar los pasos a seguir en caso de un trauma dental, como la limpieza de la herida y la búsqueda de atención dental inmediata.

- **Primeros Auxilios Dentales**: Enseñar a los padres los primeros auxilios dentales básicos, como la aplicación de compresas frías para reducir la hinchazón y el uso de analgésicos para el alivio del dolor. Proporcionar una lista de los suministros de primeros auxilios dentales que deben tener en casa.

3. Métodos Efectivos de Educación para los Padres

Para que la educación dental sea efectiva, es importante utilizar una variedad de métodos y enfoques que se adapten a las necesidades y preferencias de los padres.

Materiales Educativos Escritos y Visuales

- **Folletería Informativa**: Proporcionar folletos y guías informativas que aborden temas clave sobre la salud bucal infantil. Estos materiales deben ser fáciles de leer y comprender, y pueden incluir gráficos e ilustraciones para ayudar a transmitir la información.

- **Pósteres y Carteles**: Utilizar pósteres y carteles en la clínica dental que aborden temas importantes sobre la higiene bucal y la prevención de enfermedades dentales. Estos materiales visuales pueden servir como recordatorios educativos para los padres y sus hijos.

Recursos en Línea y Aplicaciones

- **Sitios Web Educativos**: Proporcionar a los padres enlaces a sitios web educativos confiables que ofrezcan información sobre la salud bucal infantil y consejos sobre el cuidado dental. Estos recursos en línea pueden proporcionar acceso a una amplia gama de información y herramientas educativas.

- **Aplicaciones de Salud Bucal**: Recomendar aplicaciones de salud bucal diseñadas para padres y niños, que proporcionen información sobre la higiene bucal, recordatorios de cepillado y seguimiento del progreso. Estas aplicaciones pueden hacer que la educación dental sea más interactiva y accesible.

Talleres y Charlas Educativas

- **Talleres en la Clínica Dental**: Organizar talleres educativos en la clínica dental donde los padres puedan aprender sobre la salud bucal y recibir demostraciones prácticas. Estos talleres pueden incluir temas como técnicas de cepillado, nutrición y manejo de la ansiedad dental.

- **Charlas en la Comunidad**: Participar en eventos comunitarios y ofrecer charlas sobre la salud bucal infantil. Estas charlas pueden proporcionar una oportunidad para educar a un público más amplio y promover la importancia de la salud bucal en la comunidad.

Comunicación Digital y Redes Sociales

- **Boletines Electrónicos**: Enviar boletines electrónicos periódicos a los padres con información actualizada sobre la salud bucal, consejos y recordatorios de visitas al dentista. Los boletines pueden incluir enlaces a recursos adicionales y noticias sobre la clínica dental.

- **Redes Sociales**: Utilizar las redes sociales para compartir información educativa y consejos sobre la salud bucal. Las plataformas de redes sociales pueden ser una herramienta efectiva para llegar a un público amplio y promover la educación dental de manera interactiva.

4. Evaluación de la Eficacia de la Educación Dental

Para asegurar que la educación dental sea efectiva, es importante evaluar su impacto y ajustar los enfoques según sea necesario.

Retroalimentación de los Padres

- **Encuestas y Cuestionarios**: Utilizar encuestas y cuestionarios para obtener retroalimentación de los padres sobre la efectividad de los materiales educativos y las actividades de educación dental. La retroalimentación puede ayudar a identificar áreas de mejora y a ajustar los enfoques educativos.

- **Entrevistas y Grupos de Discusión**: Realizar entrevistas y grupos de discusión con los padres para obtener una comprensión más profunda de sus necesidades y preocupaciones en relación con la salud bucal de sus hijos. Esta información puede ayudar a desarrollar programas educativos más relevantes y efectivos.

Monitoreo del Progreso y Resultados

- **Seguimiento del Cumplimiento del Tratamiento**: Monitorear el cumplimiento del tratamiento y la adherencia a las recomendaciones de higiene bucal en los niños. Evaluar si la educación dental ha mejorado los hábitos de cuidado dental y ha reducido la incidencia de problemas dentales.

- **Evaluación de la Salud Bucal**: Realizar evaluaciones periódicas de la salud bucal de los niños para medir el impacto de la educación dental. Evaluar si ha habido una mejora en la salud bucal general y una reducción de la caries y otras enfermedades dentales.

La comunicación efectiva con los niños y sus padres es un componente crucial para el éxito de la atención dental pediátrica. Al utilizar técnicas de comunicación adaptadas a las necesidades y el nivel de desarrollo de los niños, y al proporcionar una educación adecuada y comprensiva a los padres, los profesionales dentales pueden mejorar significativamente la experiencia del paciente y fomentar una buena salud bucal a lo largo de la vida.

La educación dental para los padres es esencial para empoderarlos en el cuidado de la salud bucal de sus hijos y para prevenir problemas dentales a largo plazo. A través de una variedad de métodos educativos, desde materiales escritos y visuales hasta recursos en línea y talleres, se puede proporcionar la información y el apoyo necesarios para promover hábitos de higiene bucal saludables y garantizar el bienestar dental de los niños.

Al adoptar un enfoque integral que combine la comunicación efectiva y la educación, los profesionales dentales pueden crear un entorno de apoyo y comprensión que fomente la cooperación, reduzca la ansiedad y promueva una actitud positiva hacia la salud bucal en los niños y sus familias.

Capítulo 7:

Técnicas de Manejo del Comportamiento

Técnicas de Comportamiento No Farmacológicas

1. Introducción al Manejo del Comportamiento en la Odontología Pediátrica

El manejo del comportamiento en la odontología pediátrica es una disciplina esencial que permite a los profesionales de la salud bucal proporcionar una atención efectiva y segura a los niños. Estas técnicas son fundamentales no solo para el éxito del tratamiento dental, sino también para establecer una experiencia positiva y fomentar una relación duradera con la atención dental. La correcta implementación de estas técnicas puede reducir significativamente el miedo y la ansiedad, aumentar la cooperación del paciente y mejorar la percepción general de las visitas al dentista.

Las técnicas de manejo del comportamiento se dividen en dos categorías principales: no farmacológicas y farmacológicas. Las técnicas no farmacológicas son intervenciones que no requieren el uso de medicamentos y se centran en la modificación del comportamiento a través de la comunicación, la educación y la manipulación del entorno. Estas técnicas son preferidas en muchas situaciones debido a su bajo riesgo, la posibilidad de fomentar una relación positiva con la atención dental a largo plazo y su capacidad para empoderar a los niños y sus familias en la gestión de su salud bucal.

Técnicas de Comunicación y Educación

Técnica de Decir-Mostrar-Hacer

Decir

La técnica de "decir" implica explicar claramente el procedimiento dental al niño utilizando un lenguaje sencillo y comprensible. Es crucial que los dentistas adapten su vocabulario y estilo de comunicación a la edad y nivel de desarrollo del niño para asegurar que la información sea entendida. Por ejemplo, en lugar de decir "Vamos a realizar una profilaxis dental", el dentista podría decir "Vamos a limpiar tus dientes para que estén brillantes y fuertes". Es fundamental describir no solo lo que se va a hacer, sino también el porqué, para proporcionar un contexto que puede ayudar a reducir la incertidumbre y la ansiedad.

Mostrar

El siguiente paso es "mostrar", que consiste en demostrar el procedimiento o el uso de los instrumentos en un modelo o en un juguete antes de aplicarlo en el niño. Esta demostración ayuda a desmitificar el procedimiento y permite al niño ver que no hay nada que temer. Por ejemplo, el dentista puede mostrar cómo se utiliza un cepillo de dientes en un modelo dental o cómo se aplicará el flúor utilizando una muestra no invasiva. Este enfoque visual proporciona una representación tangible del procedimiento, lo que puede ayudar a reducir el miedo al desconocido y aumentar la confianza del niño.

Hacer

Finalmente, la técnica de "hacer" implica realizar el procedimiento mientras se continúa explicando lo que se está haciendo en cada paso. Este enfoque paso a paso asegura que el niño sepa qué esperar en cada momento, lo que puede reducir la ansiedad y fomentar la cooperación. Durante el procedimiento, es importante que el dentista mantenga una comunicación constante y tranquilizadora, utilizando afirmaciones positivas y brindando apoyo emocional al niño.

Refuerzo Positivo

Elogios y Recompensas

El refuerzo positivo es una herramienta poderosa para fomentar el comportamiento deseado en los niños durante las visitas al dentista. Utilizar elogios y recompensas puede motivar al niño a seguir cooperando y a desarrollar una actitud positiva hacia la atención dental. Los elogios verbales, como "¡Buen trabajo!" o "Eres muy valiente", pueden aumentar la confianza y la autoestima del niño, lo que a su vez puede mejorar su disposición a participar en futuras visitas. Además, las recompensas tangibles, como pegatinas, pequeños juguetes o certificados, pueden servir como incentivos adicionales que refuerzan el comportamiento positivo.

Sistemas de Recompensa

Implementar un sistema de recompensa más formal, como una tabla de recompensas o un programa de puntos, puede ser una estrategia efectiva para motivar a los niños a mantener buenos comportamientos a lo largo del tiempo. Este sistema puede incluir metas específicas, como sentarse quieto o abrir la boca durante el examen, y proporcionar recompensas cuando se logran estas metas. Un enfoque estructurado de recompensas no solo motiva al niño, sino que también establece expectativas claras y proporciona un marco para el desarrollo de hábitos positivos y duraderos.

Técnica de la Silla Contada

Silla Contada

La técnica de la silla contada es una estrategia que implica utilizar el tiempo en la silla dental como una medida para el comportamiento del niño. Se le dice al niño que cuanto más coopere y siga instrucciones, menos tiempo pasará en la silla. Este enfoque puede motivar al niño a comportarse bien para terminar más rápidamente. Por ejemplo, el dentista podría decir: "Si te quedas quieto y abres bien la boca, terminaremos más rápido y podrás ir a jugar". Esta técnica aprovecha el deseo natural del niño de minimizar el tiempo dedicado a actividades no placenteras y maximiza la eficiencia del tratamiento.

Repetición y Consistencia

Es importante ser consistente con la aplicación de la técnica de la silla contada y repetirla en cada visita para que el niño entienda y anticipe lo que se espera de él. La consistencia ayuda a establecer una rutina predecible que puede reducir la ansiedad y aumentar la confianza del niño en el entorno dental. La repetición de esta técnica en cada visita refuerza la idea de que la cooperación conduce a una experiencia más rápida y positiva, lo que puede fomentar un comportamiento positivo a largo plazo.

Técnica de la Desensibilización Sistemática

Exposición Gradual

La desensibilización sistemática es una técnica que implica exponer al niño gradualmente a las situaciones que le causan ansiedad, comenzando con las menos intimidantes y avanzando hacia las más desafiantes. Esta técnica permite al niño adaptarse al entorno dental y a los procedimientos de una manera controlada y menos estresante. Por ejemplo, un niño puede primero visitar la clínica dental y observar el entorno sin participar en ningún procedimiento, luego sentarse en la silla dental y finalmente participar en una limpieza dental sencilla. Cada paso se realiza a un ritmo que el niño puede manejar, lo que ayuda a construir su confianza y reducir su ansiedad.

Progresión en Etapas

Cada etapa de la desensibilización sistemática debe ser completada con éxito y sin ansiedad antes de pasar a la siguiente. Esto puede requerir varias visitas, pero permite al niño adaptarse gradualmente al entorno dental y a los procedimientos. La progresión en etapas permite que el niño gane confianza en cada paso, lo que facilita la transición a procedimientos más complejos sin experimentar una ansiedad significativa. Este enfoque gradual no solo reduce el miedo, sino que también crea una base sólida para una relación positiva y duradera con la atención dental.

Técnicas de Distracción

Distracción Visual y Auditiva

Uso de Tecnología

La distracción visual y auditiva es una herramienta poderosa para desviar la atención del niño del procedimiento dental. La tecnología moderna ofrece diversas opciones para lograr esto, como el uso de pantallas para mostrar videos o dibujos animados, el uso de gafas de realidad virtual (VR) que permiten a los niños explorar mundos virtuales mientras se realiza el tratamiento, o la reproducción de música relajante a través de auriculares. Estas tecnologías no solo capturan la atención del niño, sino que también proporcionan una distracción efectiva que puede reducir la percepción del dolor y la incomodidad.

Juguetes y Juegos

Proporcionar juguetes o juegos que el niño pueda utilizar mientras está en la silla dental puede ayudar a mantenerlo entretenido y distraído. Los libros de cuentos, los juguetes pequeños y los juegos electrónicos pueden ser opciones efectivas para mantener la atención del niño y reducir su ansiedad durante el procedimiento. Estos elementos no solo sirven como distracción, sino que también pueden proporcionar un sentido de confort y familiaridad en un entorno que de otra manera podría ser intimidante.

Distracción Cognitiva

Contar Historias

Contar historias o hablar sobre temas interesantes puede ayudar a desviar la atención del niño del procedimiento dental. Esta técnica puede incluir la narración de cuentos, hablar sobre los intereses del niño o discutir eventos emocionantes en su vida. Al involucrar al niño en una conversación interesante, el dentista puede desviar su atención del procedimiento y reducir su ansiedad. La interacción verbal también puede fortalecer la relación entre el dentista y el paciente, lo que a su vez puede mejorar la cooperación y la disposición del niño a participar en futuras visitas.

Juegos de Palabras y Actividades Mentales

Involucrar al niño en juegos de palabras, como acertijos o preguntas triviales, puede ayudar a distraer su mente del procedimiento dental y reducir la percepción del dolor o la incomodidad. Estos juegos no solo proporcionan una distracción efectiva, sino que también estimulan la mente del niño y promueven una experiencia dental más positiva y participativa.

Técnicas de Relajación y Manejo del Estrés

Técnicas de Respiración

Respiración Profunda

Enseñar al niño a realizar respiraciones profundas y controladas puede ayudar a reducir la ansiedad y promover la relajación. La respiración profunda puede calmar el sistema nervioso y reducir la respuesta al estrés, lo que puede ser particularmente útil durante los procedimientos dentales. El dentista puede guiar al niño a través de ejercicios de respiración profunda, como inhalar lentamente por la nariz y exhalar por la boca, para ayudar a mantener la calma y la relajación.

Ejercicios de Respiración Guiados

Los ejercicios de respiración guiados, donde el niño sigue instrucciones para inhalar y exhalar de manera lenta y controlada, pueden ser efectivos para reducir la ansiedad y fomentar un estado de calma. Estos ejercicios pueden ser acompañados por instrucciones verbales tranquilizadoras o por la visualización de imágenes relajantes que ayudan a centrar la mente y a reducir el estrés.

Relajación Muscular Progresiva

Tensión y Relajación

La relajación muscular progresiva implica tensar y luego relajar grupos musculares específicos para liberar la tensión y promover la relajación. Esta técnica puede ser útil para reducir la ansiedad física y emocional antes y durante los procedimientos dentales. El dentista puede guiar al niño a través de una serie de ejercicios que involucran la tensión y relajación de diferentes grupos musculares, comenzando desde los pies y avanzando hacia la cabeza. Este proceso ayuda a reducir la tensión acumulada en el cuerpo y a fomentar una sensación de calma y relajación.

Ejercicios de Relajación Guiados

Los ejercicios de relajación guiados pueden incluir la visualización de escenas tranquilas o la escucha de una narración relajante que guía al niño a través de una serie de ejercicios de relajación muscular. Estos ejercicios pueden ayudar a reducir la ansiedad y a mejorar la disposición del niño para participar en el procedimiento dental. La relajación guiada puede ser complementada con música suave o sonidos de la naturaleza para crear un ambiente aún más relajante y acogedor.

Técnicas de Visualización

Visualización Positiva

La visualización positiva implica imaginar situaciones agradables y relajantes para reducir la ansiedad. Los niños pueden cerrar los ojos y visualizar un lugar feliz, como una playa o un parque, para desviar su mente del procedimiento dental. La visualización de imágenes positivas y relajantes puede ayudar a reducir la percepción del dolor y a mejorar la experiencia general del niño durante el tratamiento dental.

Guías de Visualización

Utilizar guías de visualización, como libros ilustrados o aplicaciones de visualización, puede ayudar a los niños a aprender y practicar la técnica de visualización positiva. Estas guías pueden proporcionar una estructura para la visualización y ayudar a los niños a concentrarse en imágenes positivas que pueden reducir la ansiedad y mejorar su experiencia dental.

La Importancia del Entorno y la Comunicación

Crear un entorno dental positivo y fomentar una comunicación efectiva son aspectos cruciales para el éxito de las técnicas de manejo del comportamiento. La personalización del entorno dental para hacerlo más acogedor y menos intimidante puede ayudar a reducir la ansiedad y a mejorar la cooperación de los niños.

Creación de un Entorno Acogedor

Un entorno dental que sea acogedor y adaptado a las necesidades de los niños puede hacer una gran diferencia en su experiencia. Esto puede incluir la decoración de la clínica con colores y temas amigables, la disponibilidad de juguetes y libros en la sala de espera y la creación de un espacio que sea seguro y cómodo para los niños. Un entorno acogedor puede ayudar a reducir la ansiedad y a hacer que las visitas al dentista sean más agradables para los niños.

Comunicación Clara y Empática

La comunicación clara y empática es esencial para el manejo del comportamiento en la odontología pediátrica. Los dentistas deben utilizar un lenguaje sencillo y accesible para explicar los procedimientos y para asegurar que los niños y sus padres entiendan lo que está sucediendo. La empatía y el apoyo emocional son cruciales para construir una relación de confianza y para reducir la ansiedad del niño. La escucha activa y la respuesta a las preocupaciones del niño y de sus padres pueden mejorar significativamente la experiencia dental y fomentar una actitud positiva hacia la atención dental.

Participación de los Padres

La participación activa de los padres en el proceso de manejo del comportamiento puede ser muy beneficiosa. Los padres pueden proporcionar apoyo emocional y seguridad a sus hijos, lo que puede reducir la ansiedad y mejorar la cooperación durante los procedimientos dentales. Es importante que los dentistas involucren a los padres en la planificación y ejecución de las estrategias de manejo del comportamiento y que les proporcionen las herramientas y recursos necesarios para apoyar a sus hijos antes, durante y después de las visitas al dentista.

Educación Continua y Capacitación

La educación continua y la capacitación en técnicas de manejo del comportamiento son esenciales para que los dentistas y su personal puedan ofrecer una atención dental efectiva y compasiva a los niños. Los programas de formación deben incluir la educación sobre las diversas técnicas de manejo del comportamiento y la práctica de habilidades de comunicación y empatía. La actualización regular en las mejores prácticas y la participación en la formación continua pueden ayudar a los dentistas a mantenerse al día con las últimas técnicas y enfoques en el manejo del comportamiento en la odontología pediátrica.

Manejo Farmacológico: Sedación y Anestesia

1. Introducción al Manejo Farmacológico en la Odontología Pediátrica

El manejo farmacológico, que incluye la sedación y la anestesia, es una herramienta invaluable en la odontología pediátrica para controlar el dolor, la ansiedad y la cooperación durante los procedimientos dentales. Aunque las técnicas no farmacológicas son preferidas en muchas situaciones por su menor riesgo y su capacidad para fomentar una relación positiva con la atención dental a largo plazo, existen circunstancias en las que el manejo farmacológico es esencial para proporcionar una atención dental segura y efectiva. La complejidad de ciertos procedimientos, la ansiedad extrema del paciente o las necesidades especiales pueden requerir la utilización de métodos farmacológicos para asegurar el éxito del tratamiento dental.

El manejo farmacológico en la odontología pediátrica puede incluir varias modalidades, desde la sedación consciente hasta la anestesia general. La elección de la técnica adecuada depende de múltiples factores, incluidos el tipo de procedimiento, la duración del tratamiento, la edad y la cooperación del niño, y la presencia de condiciones médicas subyacentes. Es crucial que los profesionales dentales estén bien capacitados y sigan las directrices y protocolos adecuados para asegurar la seguridad y el bienestar del paciente. La evaluación preoperatoria cuidadosa, el monitoreo continuo durante el procedimiento y el seguimiento postoperatorio son elementos fundamentales para minimizar los riesgos asociados con el manejo farmacológico.

Sedación Consciente

La sedación consciente es una técnica que permite al paciente permanecer despierto y responder a las instrucciones del dentista mientras se siente relajado y cómodo. Esta modalidad es ideal para procedimientos que requieren una cooperación mínima y donde es crucial que el paciente pueda comunicarse con el equipo dental.

Sedación Oral

Definición y Uso

La sedación oral implica la administración de un medicamento sedante en forma de líquido o pastilla para ayudar a calmar al niño y reducir la ansiedad. Esta técnica es adecuada para procedimientos menores y moderados y es una opción menos invasiva que la sedación intravenosa. La sedación oral es frecuentemente utilizada en odontología pediátrica debido a su facilidad de administración y la relativa comodidad para el paciente, ya que evita la necesidad de inserción de agujas o dispositivos intrusivos.

Ventajas y Limitaciones

La sedación oral es fácil de administrar y puede ser menos intimidante para el niño en comparación con otras formas de sedación que requieren una aguja o una máscara. Esto puede ser especialmente importante para pacientes que tienen miedo a las agujas o a los procedimientos médicos invasivos. Sin embargo, los efectos de la sedación oral pueden ser menos predecibles debido a la variabilidad en la absorción y metabolización del medicamento por parte del paciente. Además, la dosificación puede ser menos precisa que otras formas de sedación, lo que puede llevar a una sedación insuficiente o excesiva.

Consideraciones de Seguridad

Es crucial seguir las directrices de dosificación y monitorear al paciente de cerca durante el procedimiento para asegurar su seguridad. Los efectos secundarios de la sedación oral pueden incluir somnolencia prolongada, náuseas y, en raros casos, reacciones adversas como alergias o dificultades respiratorias. Es fundamental que los dentistas estén preparados para manejar cualquier complicación que pueda surgir y que tengan a disposición los equipos y medicamentos necesarios para la intervención de emergencias.

Sedación Inhalatoria (Óxido Nitroso)

Definición y Uso

La sedación inhalatoria con óxido nitroso, comúnmente conocida como gas hilarante, es una técnica segura y eficaz para reducir la ansiedad y el dolor en niños durante los procedimientos dentales. El óxido nitroso se administra a través de una máscara nasal y tiene un efecto relajante y analgésico que puede ayudar a los niños a sentirse más cómodos y cooperativos durante el tratamiento. Esta técnica es popular en odontología pediátrica debido a su rápida acción y la facilidad con la que se puede ajustar la dosis según las necesidades del paciente.

Ventajas y Limitaciones

El óxido nitroso es fácil de administrar y permite un rápido inicio y recuperación de sus efectos, lo que lo convierte en una opción ideal para procedimientos menores y moderados. Además, es menos invasivo que la sedación intravenosa y no requiere una recuperación prolongada. Sin embargo, puede no ser suficiente para procedimientos más complejos o para niños con ansiedad severa, ya que su efecto sedante es más leve en comparación con otras modalidades de sedación.

Consideraciones de Seguridad

El óxido nitroso es generalmente seguro y tiene pocos efectos secundarios, pero es importante monitorear al paciente y ajustar la concentración de gas según sea necesario. La administración de óxido nitroso debe realizarse en una sala bien ventilada para evitar la acumulación de gas, lo que puede ser perjudicial tanto para el paciente como para el personal clínico. Los dentistas deben estar capacitados en el uso de equipos de sedación inhalatoria y en la identificación y manejo de posibles complicaciones.

Sedación Intravenosa (IV)

Definición y Uso

La sedación intravenosa implica la administración de un medicamento sedante a través de una vena, lo que permite un control preciso del nivel de sedación. Esta técnica es adecuada para procedimientos más complejos o para pacientes con ansiedad severa que requieren un nivel más profundo de sedación. La sedación intravenosa ofrece una sedación rápida y efectiva que puede ajustarse fácilmente durante el procedimiento para asegurar el confort y la seguridad del paciente.

Ventajas y Limitaciones

La sedación intravenosa permite un inicio rápido de los efectos y un control preciso de la dosificación, lo que es ideal para procedimientos largos y complejos. Sin embargo, la necesidad de inserción de una aguja puede ser más intimidante para algunos niños y puede requerir una preparación y monitoreo adicionales. Además, la sedación intravenosa requiere la presencia de personal capacitado en el manejo de la sedación y en la respuesta a emergencias médicas, lo que puede incrementar la complejidad y el costo del procedimiento.

Consideraciones de Seguridad

Es crucial que la sedación intravenosa sea administrada por un profesional capacitado en un entorno controlado. Se debe monitorear al paciente de cerca para detectar cualquier signo de complicación, como dificultad respiratoria, reacciones alérgicas o fluctuaciones en la presión arterial y la frecuencia cardíaca. Los protocolos de seguridad deben incluir la disponibilidad de equipos de reanimación y la preparación para intervenir en caso de emergencia.

Anestesia General

Definición y Uso

Definición

La anestesia general implica la administración de medicamentos que inducen un estado de inconsciencia total, permitiendo que el paciente no sienta dolor ni tenga consciencia durante el procedimiento. Esta técnica es adecuada para procedimientos dentales complejos, múltiples tratamientos en una sola visita o para pacientes con necesidades especiales que no pueden cooperar bajo sedación consciente. La anestesia general es una opción vital para asegurar que estos pacientes reciban la atención dental que necesitan sin experimentar dolor o ansiedad.

Uso en Odontología Pediátrica

La anestesia general se utiliza en la odontología pediátrica para proporcionar una atención dental segura y efectiva cuando otras técnicas no son adecuadas. Es particularmente útil para pacientes con ansiedad extrema, discapacidades o aquellos que requieren tratamientos extensos que no pueden completarse en una sola visita sin la cooperación total del paciente. La anestesia general permite realizar procedimientos complejos de manera eficiente y sin interrupciones, lo que puede ser esencial para el éxito del tratamiento.

Ventajas y Limitaciones

Ventajas

La anestesia general permite la realización de procedimientos complejos sin causar dolor o estrés al paciente, lo que es especialmente importante para los niños que no pueden cooperar debido a su edad, ansiedad o condiciones médicas. Esta técnica permite al dentista completar múltiples tratamientos en una sola visita, lo que reduce la necesidad de visitas repetidas y minimiza la exposición del niño a situaciones que podrían generar ansiedad. Además, la anestesia general puede ser la única opción viable para asegurar que ciertos pacientes reciban el tratamiento dental necesario de manera segura y efectiva.

Limitaciones

La anestesia general es un procedimiento más invasivo y conlleva mayores riesgos en comparación con la sedación consciente. Requiere un equipo especializado y un entorno controlado, y puede tener efectos secundarios como náuseas, vómitos y somnolencia prolongada. La preparación para la anestesia general incluye una evaluación preoperatoria exhaustiva y la necesidad de un monitoreo continuo durante el procedimiento y en el período de recuperación. Los costos y la complejidad asociados con la anestesia general pueden ser significativos, lo que puede limitar su uso a situaciones en las que otras opciones no son adecuadas.

Consideraciones de Seguridad

Evaluación Preoperatoria

Antes de administrar anestesia general, es crucial realizar una evaluación preoperatoria exhaustiva para identificar cualquier factor de riesgo potencial, como alergias, condiciones médicas subyacentes o problemas respiratorios. Esta evaluación debe incluir una revisión detallada del historial médico del paciente, así como una consulta con otros profesionales de la salud involucrados en su cuidado. La identificación temprana de factores de riesgo permite la planificación de estrategias para minimizar las complicaciones y asegurar un procedimiento seguro.

Monitoreo Continuo

Durante el procedimiento, se debe monitorear al paciente de manera continua para asegurar su seguridad. Esto incluye la monitorización de los signos vitales, como la frecuencia cardíaca, la presión arterial y la saturación de oxígeno. El monitoreo debe ser realizado por personal capacitado en el manejo de la anestesia y en la respuesta a emergencias. La disponibilidad de equipos de reanimación y la capacidad de intervenir rápidamente en caso de complicaciones son esenciales para asegurar un entorno seguro para el paciente.

Recuperación y Seguimiento

Después del procedimiento, es importante proporcionar un cuidado postoperatorio adecuado y monitorear al paciente durante la recuperación. Los padres deben recibir instrucciones claras sobre cómo cuidar a su hijo y qué signos de complicación deben observar. La recuperación de la anestesia general puede variar entre los pacientes, y es crucial proporcionar un seguimiento adecuado para asegurar que el niño se recupere completamente y que no experimente efectos secundarios prolongados.

Decisión del Uso de Técnicas Farmacológicas

Evaluación de Necesidades del Paciente

Factores de Ansiedad y Comportamiento

Es esencial evaluar el nivel de ansiedad del paciente, su capacidad para cooperar y su historial de experiencias dentales previas. Los pacientes con ansiedad severa o con dificultades para cooperar pueden beneficiarse significativamente de las técnicas farmacológicas para manejar el estrés y facilitar el tratamiento dental. La evaluación debe incluir una discusión con los padres y una observación cuidadosa del comportamiento del niño en el entorno dental.

Complejidad del Procedimiento

La complejidad y la duración del procedimiento dental son factores críticos a considerar al decidir el uso de técnicas farmacológicas. Los procedimientos largos y complejos pueden requerir sedación o anestesia para asegurar la comodidad y la seguridad del paciente. Es importante evaluar la necesidad de una cooperación prolongada y la capacidad del paciente para tolerar el procedimiento sin una intervención farmacológica.

Condiciones Médicas y Necesidades Especiales

La evaluación de las condiciones médicas del paciente y cualquier necesidad especial que pueda influir en la elección de la técnica farmacológica es fundamental. Los pacientes con condiciones médicas complejas, como enfermedades cardíacas, trastornos neurológicos o problemas respiratorios, pueden requerir una planificación y monitoreo adicionales para asegurar su seguridad durante el procedimiento dental. La consulta con otros profesionales de la salud y la coordinación de la atención pueden ser necesarias para manejar estas condiciones de manera efectiva.

Preferencias de los Padres y el Paciente

Discusión de Opciones

Discutir las opciones de manejo del comportamiento y las técnicas farmacológicas con los padres y, si es posible, con el paciente, es esencial para tomar una decisión informada. Proporcionar información clara sobre los beneficios y los riesgos de cada opción permite a los padres comprender mejor las implicaciones del tratamiento y tomar decisiones que reflejen sus preferencias y preocupaciones. La transparencia y la comunicación abierta son fundamentales para establecer una relación de confianza y asegurar una colaboración efectiva en el cuidado del niño.

Consideraciones Éticas y Consentimiento

Es crucial asegurarse de que los padres comprendan completamente los riesgos y beneficios de las técnicas propuestas y obtener su consentimiento informado antes de proceder. Es importante abordar cualquier preocupación o pregunta que puedan tener y proporcionar información detallada sobre el procedimiento, el monitoreo y el cuidado postoperatorio. El consentimiento informado es un aspecto clave de la atención ética y asegura que los padres y el paciente estén completamente involucrados en el proceso de toma de decisiones.

El manejo del comportamiento es un componente esencial de la odontología pediátrica, y una combinación de técnicas no farmacológicas y farmacológicas puede proporcionar una atención efectiva y segura para los niños. Las técnicas de comportamiento no farmacológicas, como la comunicación clara, la desensibilización sistemática y la distracción, son valiosas para reducir la ansiedad y fomentar la cooperación sin la necesidad de medicamentos.

En situaciones donde las técnicas no farmacológicas no son suficientes, el manejo farmacológico, que incluye la sedación y la anestesia general, ofrece opciones adicionales para asegurar la comodidad y la seguridad del paciente. La elección de la técnica adecuada debe basarse en una evaluación cuidadosa de las necesidades del paciente, la complejidad del procedimiento y las preferencias de los padres.

Al adoptar un enfoque integral que combina técnicas de manejo del comportamiento no farmacológicas y farmacológicas, los profesionales dentales pueden mejorar significativamente la experiencia del paciente y promover una actitud positiva hacia la salud bucal a lo largo de la vida.

Capítulo 8:
Procedimientos Comunes en Odontología Pediátrica

Profilaxis y Fluoruración

1. Introducción a la Profilaxis y la Fluoruración

La profilaxis y la fluoruración son procedimientos fundamentales en la odontología pediátrica que se centran en la prevención de enfermedades dentales, especialmente la caries dental y las enfermedades periodontales. Estos procedimientos son cruciales para mantener una buena salud bucal y fomentar hábitos preventivos en los niños desde una edad temprana.

2. Profilaxis Dental

Objetivos y Beneficios

- **Objetivo de la Profilaxis**: La profilaxis dental tiene como objetivo principal prevenir la caries y las enfermedades de las encías mediante la eliminación de la placa, el sarro y las manchas de los dientes. Este procedimiento ayuda a mantener la salud bucal y reduce el riesgo de problemas dentales a largo plazo.

- **Beneficios para la Salud Bucal**: La profilaxis dental regular ayuda a prevenir la acumulación de placa y sarro, que son las principales causas de la caries dental y la gingivitis. Además, mejora la estética de la sonrisa al eliminar manchas superficiales y proporciona una sensación de frescura y limpieza en la boca.

Procedimiento de Profilaxis

- **Examen Dental Preliminar**: Antes de realizar la profilaxis, se lleva a cabo un examen dental para evaluar la salud bucal del niño y determinar si hay problemas que requieran atención inmediata, como caries o enfermedad periodontal. Este examen puede incluir la inspección visual y la toma de radiografías.

- **Remoción de Placa y Sarro**: El primer paso en la profilaxis dental es la eliminación de la placa y el sarro de la superficie de los dientes. Esto se realiza utilizando instrumentos manuales, como curetas y escaladores, o dispositivos ultrasónicos que desintegran y eliminan la acumulación de sarro.

- **Limpieza y Pulido**: Después de eliminar la placa y el sarro, se procede a la limpieza y el pulido de los dientes. El pulido se realiza con una pasta especial y una copa de goma giratoria que elimina las manchas superficiales y deja la superficie de los dientes lisa y brillante.

- **Fluorización**: La profilaxis dental generalmente se completa con la aplicación de un tratamiento de flúor para fortalecer el esmalte dental y proteger los dientes contra la caries. El flúor se puede aplicar en forma de gel, espuma o barniz, y ayuda a remineralizar el esmalte y prevenir la desmineralización.

Frecuencia de la Profilaxis

- **Recomendaciones Generales**: Se recomienda realizar la profilaxis dental cada seis meses como parte de un programa de cuidado dental preventivo. Sin embargo, la frecuencia puede variar según las necesidades individuales del niño y el riesgo de caries. Algunos niños pueden requerir visitas más frecuentes si tienen un alto riesgo de caries o enfermedades periodontales.

- **Factores de Riesgo**: La frecuencia de la profilaxis puede estar influenciada por factores de riesgo como la dieta alta en azúcares, la higiene bucal deficiente, la presencia de ortodoncia o condiciones médicas que afecten la salud bucal. Es importante adaptar el plan de cuidado dental a las necesidades específicas de cada niño.

3. Fluoruración Dental

Importancia del Flúor en la Salud Bucal

- **Beneficios del Flúor**: El flúor es un mineral esencial que ayuda a prevenir la caries dental fortaleciendo el esmalte de los dientes y haciéndolos más resistentes a los ataques de ácido. El flúor también ayuda a remineralizar las áreas de los dientes que han comenzado a desmineralizarse, revertiendo el daño incipiente de la caries.

- **Mecanismo de Acción**: El flúor actúa inhibiendo la desmineralización del esmalte dental, promoviendo la remineralización y reduciendo la actividad de las bacterias en la placa dental. Esto lo convierte en una herramienta crucial en la prevención de la caries dental.

Métodos de Aplicación del Flúor

- **Aplicación Tópica**: La aplicación tópica de flúor se realiza directamente sobre la superficie de los dientes y es una de las formas más comunes de prevención de la caries dental en la odontología pediátrica. Los métodos tópicos incluyen el uso de pastas dentales con flúor, enjuagues bucales, geles y barnices.

- **Pastas Dentales con Flúor**: Las pastas dentales con flúor son una forma efectiva y fácil de prevenir la caries dental en el hogar. Se recomienda utilizar una pasta dental con una concentración adecuada de flúor para la edad del niño, y cepillar los dientes dos veces al día.

- **Enjuagues Bucales con Flúor**: Los enjuagues bucales con flúor son una opción adicional para niños mayores que pueden enjuagarse y escupir de manera segura. Estos enjuagues proporcionan una dosis adicional de flúor y ayudan a proteger las áreas de difícil acceso entre los dientes.

- **Geles y Espumas de Flúor**: Los geles y espumas de flúor se aplican en la clínica dental utilizando bandejas que se ajustan a la boca del niño. Estos productos contienen una alta concentración de flúor y proporcionan una protección adicional contra la caries.

- **Barnices de Flúor**: Los barnices de flúor se aplican en la clínica dental y se adhieren a la superficie de los dientes, liberando flúor de manera gradual. Esta forma de aplicación es especialmente útil para los niños pequeños y aquellos con un alto riesgo de caries.

- **Fluoruración Sistémica**: La fluoruración sistémica implica la ingesta de flúor a través del agua potable, suplementos dietéticos o alimentos. Este método ayuda a prevenir la caries dental durante el desarrollo de los dientes, fortaleciendo el esmalte desde el interior.

    o **Fluoruración del Agua**: La fluoruración del agua es una medida de salud pública que ha demostrado ser efectiva para reducir la prevalencia de la caries dental en la población general. La adición de flúor al agua potable es una forma segura y económica de proporcionar una protección continua contra la caries.

    o **Suplementos de Flúor**: Los suplementos de flúor, en forma de tabletas o gotas, pueden ser recomendados para niños que viven en áreas donde el agua no está fluorada o que tienen un alto riesgo de caries. Es importante seguir las dosis recomendadas para evitar la fluorosis dental.

Consideraciones y Precauciones

- **Riesgo de Fluorosis**: La fluorosis dental es una condición causada por la exposición excesiva al flúor durante el desarrollo de los dientes, lo que puede resultar en manchas blancas o estrías en el esmalte. Es crucial utilizar la cantidad adecuada de flúor y seguir las recomendaciones para minimizar el riesgo de fluorosis .

- **Monitoreo y Educación**: Es importante monitorear el uso de flúor en los niños y educar a los padres sobre la cantidad adecuada de pasta dental con flúor y el uso seguro de suplementos de flúor. La educación continua puede ayudar a asegurar que los niños reciban los beneficios del flúor sin los riesgos asociados.

Tratamientos Restaurativos

1. Introducción a los Tratamientos Restaurativos

Los tratamientos restaurativos en la odontología pediátrica son intervenciones que buscan restaurar la función, la integridad y la estética de los dientes afectados por la caries, el trauma o la malformación. Estos tratamientos son esenciales para mantener la salud bucal, prevenir complicaciones y promover el desarrollo dental normal.

2. Restauraciones Directas

Empastes Dentales

- **Objetivo de los Empastes**: Los empastes dentales son uno de los tratamientos restaurativos más comunes y se utilizan para reparar cavidades causadas por la caries. Los empastes restauran la forma y la función del diente afectado, evitando una mayor progresión de la caries y la necesidad de tratamientos más extensos.

- **Tipos de Materiales para Empastes**: Existen varios materiales utilizados para los empastes dentales, cada uno con sus propias ventajas y limitaciones. La elección del material depende de factores como la ubicación de la cavidad, las necesidades estéticas y la preferencia del paciente y el dentista.

    o **Amalgama de Plata**: La amalgama de plata es un material de relleno duradero y resistente utilizado en los dientes posteriores. Aunque es

- menos estético debido a su color metálico, es muy efectivo para soportar las fuerzas de masticación en los molares.

  o **Resina Compuesta**: La resina compuesta es un material estético que puede combinarse con el color natural del diente, lo que lo hace ideal para las restauraciones en los dientes anteriores y posteriores visibles. La resina compuesta se adhiere bien al diente y proporciona una buena resistencia a la fractura.

  o **Vidrio Ionomérico**: El vidrio ionomérico es un material de relleno que libera flúor y ayuda a prevenir la caries secundaria. Es ideal para las restauraciones en dientes primarios y en áreas de bajo estrés masticatorio. Sin embargo, es menos resistente que la amalgama o la resina compuesta.

Selladores Dentales

- **Función de los Selladores**: Los selladores dentales son una medida preventiva utilizada para proteger las superficies de masticación de los molares permanentes de la caries. Los selladores actúan como una barrera física que evita que los alimentos y las bacterias se acumulen en las fosas y fisuras de los dientes.

- **Aplicación de Selladores**: La aplicación de selladores es un procedimiento sencillo y no invasivo que se realiza en la clínica dental. Consiste en limpiar y secar la superficie del diente, aplicar un agente acondicionador y, finalmente, colocar y curar el sellador con una luz especial.

- **Efectividad y Duración**: Los selladores dentales son altamente efectivos para prevenir la caries en las superficies de masticación de los dientes posteriores. Pueden durar varios años, pero es importante revisar y mantener los selladores durante las visitas dentales regulares para asegurar que continúen proporcionando protección.

3. Restauraciones Indirectas

Coronas Pediátricas

- **Objetivo de las Coronas**: Las coronas pediátricas se utilizan para restaurar los dientes primarios o permanentes que están severamente dañados por la caries o el trauma. Las coronas cubren todo el diente, proporcionando protección y restaurando su forma y función.

- **Tipos de Coronas**: Existen varios tipos de coronas utilizadas en la odontología pediátrica, cada una con sus propias ventajas y aplicaciones específicas.
    - **Coronas de Acero Inoxidable**: Las coronas de acero inoxidable son duraderas y económicas, y se utilizan comúnmente para restaurar los dientes primarios posteriores. Son fáciles de colocar y proporcionan una protección excelente contra la caries y la fractura.
    - **Coronas Estéticas**: Las coronas estéticas, como las coronas de resina compuesta o zirconia, se

utilizan en los dientes anteriores visibles para proporcionar una apariencia más natural. Estas coronas son más estéticas que las de acero inoxidable, pero pueden ser más costosas y requieren una técnica más precisa.

Incrustaciones y Onlays

- **Función de las Incrustaciones y Onlays**: Las incrustaciones y onlays son restauraciones indirectas que se utilizan para reparar los dientes posteriores con caries o fracturas extensas que no pueden ser tratadas adecuadamente con empastes directos. Estas restauraciones se fabrican en un laboratorio dental y se cementan en el diente.

- **Diferencia entre Incrustaciones y Onlays**: Las incrustaciones se colocan dentro de las cúspides del diente, mientras que los onlays cubren una o más cúspides. Ambas restauraciones proporcionan una solución duradera y estéticamente agradable para los dientes dañados.

Puentes y Prótesis

- **Objetivo de los Puentes**: Los puentes se utilizan para reemplazar uno o más dientes perdidos y se fijan a los dientes adyacentes. Los puentes ayudan a restaurar la función masticatoria y la estética, y previenen el desplazamiento de los dientes restantes.

- **Prótesis Removibles**: Las prótesis removibles son dispositivos dentales que se utilizan para reemplazar los dientes perdidos y se pueden quitar y limpiar fácilmente.

Son una opción económica y conveniente para restaurar la función y la apariencia dental en los niños.

4. Tratamientos de Endodoncia

Pulpectomía y Pulpotomía

- **Definición y Objetivo**: Los tratamientos de endodoncia, como la pulpectomía y la pulpotomía, se utilizan para tratar los dientes primarios y permanentes afectados por la caries profunda o el trauma que ha alcanzado la pulpa dental. Estos tratamientos ayudan a preservar el diente y a mantener su función.
    - **Pulpotomía**: La pulpotomía es un procedimiento en el que se elimina la parte dañada de la pulpa en la corona del diente, mientras se preserva la pulpa en las raíces. Este tratamiento es ideal para los dientes primarios con caries o trauma que no ha afectado la pulpa radicular.
    - **Pulpectomía**: La pulpectomía implica la eliminación completa de la pulpa dañada de la corona y las raíces del diente. Este tratamiento es necesario cuando la infección o el daño han afectado la pulpa radicular y se requiere un tratamiento más extenso para eliminar la infección y preservar el diente.
- **Beneficios y Limitaciones**: Los tratamientos de endodoncia permiten mantener los dientes primarios y permanentes, evitando la necesidad de extracción y ayudando a mantener el espacio para los dientes permanentes. Sin embargo, estos tratamientos pueden

ser más complejos y requieren una técnica precisa para asegurar el éxito.

Tratamientos de Conductos

- **Objetivo del Tratamiento de Conductos**: El tratamiento de conductos se utiliza para tratar los dientes permanentes con caries profunda o trauma que ha afectado la pulpa dental. Este tratamiento implica la eliminación de la pulpa infectada, la limpieza y la obturación de los conductos radiculares.

- **Procedimiento de Tratamiento de Conductos**: El tratamiento de conductos generalmente se realiza en una o más visitas y puede incluir la toma de radiografías, la eliminación de la pulpa dañada, la limpieza y el modelado de los conductos radiculares, y la obturación con un material de relleno biocompatible.

- **Efectividad y Resultados**: El tratamiento de conductos es altamente efectivo para eliminar la infección y preservar el diente afectado. Con el cuidado y el mantenimiento adecuados, los dientes tratados con conductos radiculares pueden durar muchos años.

5. Tratamientos de Traumas Dentales

Manejo de Fracturas Dentales

- **Tipos de Fracturas**: Las fracturas dentales pueden variar desde pequeñas astillas en el esmalte hasta fracturas complejas que afectan la pulpa y las raíces del diente. El tratamiento depende de la severidad de la fractura y puede incluir la restauración con resina compuesta, la colocación de coronas o el tratamiento de conductos.

- **Procedimiento de Restauración**: Las pequeñas fracturas en el esmalte pueden tratarse con la aplicación de resina compuesta para restaurar la forma y la función del diente. Las fracturas más extensas que afectan la pulpa pueden requerir un tratamiento de conductos y la colocación de una corona para proteger el diente.

Tratamiento de Dientes Avulsionados

- **Reimplantación de Dientes**: Los dientes avulsionados, o completamente desplazados de su alvéolo, pueden ser reimplantados si se manejan adecuadamente y se reimplantan rápidamente. El diente debe mantenerse húmedo y transportarse al dentista lo antes posible.

- **Procedimiento de Reimplantación**: La reimplantación de un diente avulsionado implica la limpieza del diente y del alvéolo, la colocación del diente en su posición original y la estabilización con una férula temporal. Es crucial seguir las instrucciones de cuidado postoperatorio y asistir a las visitas de seguimiento para asegurar el éxito del tratamiento.

Manejo de Lesiones de Tejidos Blandos

- **Tratamiento de Cortes y Laceraciones**: Las lesiones en los tejidos blandos, como las encías, los labios y la lengua, pueden ocurrir como resultado de un trauma dental. El tratamiento puede incluir la limpieza y la sutura de la herida, la administración de antibióticos y el seguimiento para asegurar una curación adecuada.

- **Cuidados Postoperatorios**: Es importante seguir las instrucciones de cuidado postoperatorio para prevenir infecciones y promover la cicatrización. Esto puede incluir el uso de enjuagues bucales, la aplicación de hielo y la evitación de alimentos y bebidas calientes.

La profilaxis, la fluoruración y los tratamientos restaurativos son componentes esenciales de la odontología pediátrica que contribuyen a la prevención y el tratamiento de las enfermedades dentales. Estos procedimientos ayudan a mantener una buena salud bucal, prevenir complicaciones y mejorar la calidad de vida de los niños.

Al proporcionar una atención dental preventiva y restaurativa adecuada, los profesionales dentales pueden promover la salud bucal y el bienestar a largo plazo de sus pacientes pediátricos. La educación continua y el monitoreo regular son cruciales para asegurar que los niños reciban la mejor atención posible y desarrollen hábitos de salud bucal saludables que duren toda la vida.

Capítulo 9:

Emergencias Dentales en Niños

Prevención y Manejo de Traumas Dentales

1. Introducción a los Traumas Dentales en Niños

Los traumas dentales son emergencias comunes en la población pediátrica y pueden variar desde lesiones leves en los tejidos blandos hasta fracturas graves y avulsiones de dientes. La prevalencia de traumatismos dentales es alta, especialmente en niños en edad escolar, debido a su participación en actividades deportivas y recreativas. Los traumas dentales no solo afectan la salud bucal, sino que también pueden tener implicaciones significativas en la estética y la función oral, así como en la calidad de vida del niño.

La prevención y el manejo adecuado de los traumas dentales son esenciales para minimizar el daño, prevenir complicaciones y promover una recuperación exitosa. Este capítulo aborda las estrategias de prevención y las técnicas de manejo para tratar eficazmente los traumas dentales en niños.

2. Prevención de Traumas Dentales

Educación y Concienciación

- **Educación de los Padres y Cuidadores**: Educar a los padres y cuidadores sobre la importancia de la prevención de traumas dentales es fundamental. Esto incluye la enseñanza sobre los riesgos asociados con ciertas actividades, como los deportes de contacto, y la importancia de utilizar equipos de protección adecuados.

- **Programas Escolares y Comunitarios**: Implementar programas de educación en las escuelas y en la comunidad para concienciar a los niños y sus familias sobre la prevención de traumas dentales. Estos programas pueden incluir talleres, charlas y materiales educativos que aborden la prevención de accidentes y la importancia del cuidado dental.

Uso de Protectores Bucales

- **Importancia de los Protectores Bucales**: Los protectores bucales son dispositivos que se utilizan para proteger los dientes y la mandíbula de los impactos durante las actividades deportivas y recreativas. Son efectivos para prevenir fracturas dentales, luxaciones y avulsiones, así como lesiones en los tejidos blandos.

- **Tipos de Protectores Bucales**: Existen varios tipos de protectores bucales, cada uno con sus propias ventajas y aplicaciones específicas:

  - **Protectores Bucales Prefabricados**: Son protectores de tamaño estándar que se pueden comprar en tiendas de artículos deportivos. Son económicos y fáciles de usar, pero pueden no ajustarse de manera óptima y ofrecer menos protección.

  - **Protectores Bucales Termoformables**: Estos protectores se ajustan a la boca del usuario al calentarse en agua caliente y morder para moldearlos. Ofrecen un ajuste más personalizado y una mejor protección en comparación con los prefabricados.

- **Protectores Bucales Personalizados**: Son fabricados a medida por un dentista utilizando un molde de los dientes del paciente. Ofrecen la mejor protección y comodidad, aunque son más costosos que los protectores prefabricados y termoformables.

- **Recomendaciones de Uso**: Se recomienda el uso de protectores bucales en cualquier actividad que implique un riesgo de impacto en la boca, como los deportes de contacto (por ejemplo, fútbol, baloncesto, hockey) y otras actividades recreativas (por ejemplo, patinaje, ciclismo). Los protectores bucales deben revisarse y reemplazarse regularmente para asegurar que sigan proporcionando una protección adecuada.

Prevención de Caídas y Accidentes

- **Seguridad en el Hogar y la Escuela**: Implementar medidas de seguridad en el hogar y la escuela para prevenir caídas y accidentes que puedan causar traumas dentales. Esto incluye asegurarse de que los entornos estén libres de obstáculos, utilizar barreras de seguridad en escaleras y áreas de juego, y proporcionar supervisión adecuada durante las actividades recreativas.

- **Uso de Equipos de Seguridad**: Fomentar el uso de equipos de seguridad adecuados, como cascos y rodilleras, en actividades que implican un riesgo de caída o impacto. Estos equipos pueden reducir el riesgo de lesiones en la cabeza y la cara, incluyendo traumas dentales.

- **Educación sobre Comportamientos Seguros**: Enseñar a los niños sobre la importancia de comportarse de manera segura durante las actividades recreativas y deportivas. Esto incluye evitar comportamientos arriesgados, como correr con objetos en la boca, y seguir las reglas de seguridad establecidas.

3. Manejo de Traumas Dentales

Clasificación y Diagnóstico de Traumas Dentales

- **Clasificación de los Traumas Dentales**: Los traumas dentales se pueden clasificar en varios tipos, dependiendo de la naturaleza y la severidad de la lesión. La clasificación incluye:

  - **Fracturas de Esmalte y Dentina**: Son lesiones que afectan la estructura externa del diente, sin involucrar la pulpa. Las fracturas de esmalte son generalmente menores y pueden ser tratadas fácilmente con restauraciones estéticas.

  - **Fracturas Complicadas**: Involucran la exposición de la pulpa dental, lo que puede llevar a dolor e infección. Requieren tratamiento inmediato para proteger la pulpa y prevenir complicaciones.

  - **Luxaciones**: Son desplazamientos de los dientes de su posición normal en el alvéolo dental. Pueden ser intrusivas (dientes empujados hacia adentro), extrusivas (dientes desplazados hacia afuera) o laterales (dientes movidos lateralmente).

- o **Avulsiones**: Son desplazamientos completos de los dientes de su alvéolo. Los dientes avulsionados requieren atención inmediata para aumentar las posibilidades de éxito en la reimplantación.

- o **Lesiones de Tejidos Blandos**: Incluyen cortes, laceraciones y contusiones en las encías, los labios, la lengua y otras áreas de la boca.

- **Diagnóstico y Evaluación**: El diagnóstico de los traumas dentales incluye una evaluación clínica y radiográfica detallada para determinar la extensión de la lesión y planificar el tratamiento adecuado. Es importante realizar un examen minucioso para detectar cualquier daño oculto en las raíces y los tejidos circundantes.

Tratamiento de Fracturas Dentales

- **Fracturas de Esmalte**: Las fracturas menores que solo afectan el esmalte pueden ser tratadas con una restauración simple utilizando resina compuesta para restaurar la forma y la función del diente. En algunos casos, puede ser necesario un pulido para alisar los bordes ásperos y prevenir la irritación de los tejidos blandos.

- **Fracturas de Dentina**: Las fracturas que involucran la dentina requieren una restauración más extensa para proteger la pulpa dental y prevenir la sensibilidad y la caries. Se puede utilizar resina compuesta o un material de relleno temporal hasta que se pueda realizar una restauración definitiva.

- **Fracturas Complicadas**: Las fracturas que exponen la pulpa dental requieren un tratamiento inmediato para evitar la infección y el dolor. Esto puede incluir la realización de una pulpotomía o una pulpectomía para remover la pulpa dañada y proteger el diente con una restauración temporal o una corona.

Manejo de Luxaciones Dentales

- **Luxaciones Intrusivas**: Los dientes que han sido empujados hacia adentro del alvéolo requieren una evaluación inmediata y, en algunos casos, un tratamiento quirúrgico para reposicionar el diente. En los niños pequeños, el diente puede ser monitorizado para ver si se re-erupciona espontáneamente.

- **Luxaciones Extrusivas y Laterales**: Los dientes que han sido desplazados hacia afuera o lateralmente pueden ser reposicionados manualmente y estabilizados con una férula temporal. Es importante realizar un seguimiento regular para monitorear la vitalidad del diente y prevenir complicaciones, como la reabsorción radicular.

Tratamiento de Dientes Avulsionados

- **Reimplantación de Dientes Avulsionados**: Los dientes avulsionados deben ser reimplantados lo antes posible para aumentar las posibilidades de éxito. Si no es posible la reimplantación inmediata, el diente debe mantenerse húmedo en una solución salina, leche o en la boca del paciente hasta que se pueda realizar la reimplantación.

- **Estabilización y Seguimiento**: Después de la reimplantación, el diente se estabiliza con una férula temporal durante varias semanas. Es crucial realizar un seguimiento regular para monitorear la vitalidad del diente y tratar cualquier complicación, como la reabsorción radicular o la infección.

Manejo de Lesiones de Tejidos Blandos

- **Tratamiento de Cortes y Laceraciones**: Las lesiones en los tejidos blandos pueden requerir limpieza, desinfección y, en algunos casos, sutura para promover la curación. Es importante evaluar y tratar cualquier daño subyacente a los dientes o las estructuras óseas.

- **Cuidados Postoperatorios**: Proporcionar instrucciones claras sobre el cuidado postoperatorio, que pueden incluir el uso de enjuagues bucales, la aplicación de hielo y la administración de analgésicos. Es importante seguir las indicaciones del dentista para prevenir infecciones y promover una curación adecuada.

Primeros Auxilios Dentales

1. Importancia de los Primeros Auxilios Dentales

Los primeros auxilios dentales son cruciales para manejar eficazmente las emergencias dentales y minimizar el daño. Una respuesta rápida y adecuada puede hacer una gran diferencia en el resultado del tratamiento y la recuperación del paciente. Este capítulo proporciona una guía completa sobre cómo manejar las emergencias dentales más comunes en niños y ofrece recomendaciones prácticas para la administración de primeros auxilios.

2. Primeros Auxilios para Fracturas Dentales

Fracturas de Esmalte y Dentina

- **Pasos Inmediatos**: Si un niño sufre una fractura dental que afecta solo el esmalte o la dentina, es importante mantener la calma y evaluar la extensión del daño. Si el fragmento de diente está disponible, debe mantenerse húmedo en leche o solución salina y llevarse al dentista.

- **Manejo del Dolor y la Sensibilidad**: Enjuagar la boca con agua tibia para limpiar la zona afectada y aplicar una compresa fría en la cara para reducir la hinchazón y el dolor. Se puede administrar un analgésico adecuado para niños, como paracetamol o ibuprofeno, según las indicaciones del médico o dentista.

- **Atención Dental Inmediata**: Es fundamental buscar atención dental lo antes posible para evaluar el daño y planificar el tratamiento adecuado. El dentista puede restaurar el diente utilizando resina compuesta u otro material de relleno.

Fracturas Complicadas

- **Pasos Inmediatos**: En caso de una fractura que expone la pulpa dental, es crucial buscar atención dental de emergencia. El área afectada debe mantenerse limpia y el niño debe evitar comer o beber hasta que pueda ser evaluado por un dentista.

- **Control del Dolor**: Aplicar una compresa fría en la cara para reducir la hinchazón y administrar un analgésico adecuado. Es importante evitar la aplicación de calor, ya que puede aumentar la inflamación.

- **Atención Dental Inmediata**: El dentista evaluará la lesión y puede realizar una pulpotomía o una pulpectomía para tratar la pulpa expuesta y proteger el diente con una restauración temporal.

3. Primeros Auxilios para Luxaciones Dentales

Luxaciones Intrusivas

- **Pasos Inmediatos**: En caso de una luxación intrusiva, en la que el diente ha sido empujado hacia adentro del alvéolo, es importante buscar atención dental de emergencia. El diente no debe ser manipulado ni intentado reposicionar sin la intervención de un dentista.

- **Control del Dolor y la Hinchazón**: Aplicar una compresa fría en la cara para reducir la hinchazón y administrar un analgésico adecuado. Mantener al niño en reposo y evitar que muerda o aplique presión en el área afectada.

- **Atención Dental Inmediata**: El dentista evaluará la lesión y puede decidir monitorizar el diente para ver si re-erupciona espontáneamente o si es necesario realizar un procedimiento quirúrgico para reposicionarlo.

Luxaciones Extrusivas y Laterales

- **Pasos Inmediatos**: Si un diente ha sido desplazado hacia afuera o lateralmente, es crucial buscar atención dental de emergencia. Evitar manipular el diente y mantener al niño calmado y en reposo.

- **Control del Dolor y la Hinchazón**: Aplicar una compresa fría en la cara y administrar un analgésico adecuado. Evitar que el niño muerda o aplique presión en el área afectada.

- **Atención Dental Inmediata**: El dentista puede reposicionar manualmente el diente y estabilizarlo con una férula temporal. Es importante realizar un seguimiento regular para monitorear la recuperación del diente.

4. Primeros Auxilios para Dientes Avulsionados

Reimplantación de Dientes Avulsionados

- **Pasos Inmediatos**: Si un diente permanente ha sido avulsionado, debe reimplantarse lo antes posible. Si es posible, el diente debe mantenerse húmedo en leche, solución salina o en la boca del paciente hasta que se pueda realizar la reimplantación.

- **Limpieza y Transporte del Diente**: Si el diente está sucio, enjuagarlo suavemente con agua, sin frotar ni utilizar jabón. No tocar la raíz del diente. Transportar el diente en un medio húmedo y buscar atención dental de emergencia de inmediato.

- **Atención Dental Inmediata**: El dentista reimplantará el diente y lo estabilizará con una férula temporal. Es crucial seguir las instrucciones de cuidado postoperatorio y asistir a las visitas de seguimiento para asegurar el éxito del tratamiento.

Manejo de Dientes Primarios Avulsionados

- **Pasos Inmediatos**: Los dientes primarios avulsionados generalmente no se reimplantan debido al riesgo de dañar los dientes permanentes en desarrollo. Mantener la calma y buscar atención dental para evaluar el daño y planificar el tratamiento adecuado.

- **Control del Dolor y la Hinchazón**: Aplicar una compresa fría en la cara y administrar un analgésico adecuado. Evitar que el niño muerda o aplique presión en el área afectada.

- **Atención Dental Inmediata**: El dentista evaluará la lesión y puede recomendar el monitoreo del área y la realización de una radiografía para asegurarse de que no haya daño adicional.

5. Primeros Auxilios para Lesiones de Tejidos Blandos

Tratamiento de Cortes y Laceraciones

- **Pasos Inmediatos**: Enjuagar la boca con agua tibia para limpiar la zona afectada y aplicar una compresa de gasa para detener el sangrado. Aplicar una compresa fría en la cara para reducir la hinchazón y el dolor.

- **Control del Sangrado**: Mantener presión en la herida con una compresa de gasa limpia durante varios minutos. Si el sangrado no se detiene o es severo, buscar atención médica de emergencia.

- **Atención Dental Inmediata**: El dentista evaluará la lesión y puede realizar una sutura si es necesario. Proporcionar instrucciones claras sobre el cuidado postoperatorio y la prevención de infecciones.

Tratamiento de Contusiones y Heridas

- **Pasos Inmediatos**: Enjuagar la boca con agua tibia para limpiar la zona afectada y aplicar una compresa fría en la cara para reducir la hinchazón y el dolor. Mantener la calma y evitar que el niño muerda o aplique presión en el área afectada.

- **Control del Dolor y la Hinchazón**: Aplicar una compresa fría en la cara y administrar un analgésico adecuado. Evitar la aplicación de calor, ya que puede aumentar la inflamación.

- **Atención Dental Inmediata**: El dentista evaluará la lesión y puede recomendar un tratamiento adicional, como la aplicación de ungüentos antibióticos o la realización de una radiografía para evaluar el daño subyacente.

La prevención y el manejo adecuado de las emergencias dentales en niños son esenciales para mantener una buena salud bucal y promover una recuperación exitosa. Los traumas dentales son comunes en la población pediátrica y pueden tener implicaciones significativas en la salud y el bienestar del niño. La educación y la concienciación sobre la prevención de accidentes, el uso de equipos de protección y la implementación de medidas de seguridad en el hogar y la escuela son cruciales para reducir el riesgo de traumas dentales.

En caso de una emergencia dental, es fundamental actuar rápidamente y proporcionar los primeros auxilios adecuados para minimizar el daño y asegurar el éxito del tratamiento. La búsqueda de atención dental inmediata y el seguimiento regular son esenciales para la recuperación completa y la prevención de complicaciones.

Al adoptar un enfoque integral que combine la prevención, la educación y el manejo adecuado de las emergencias dentales, los profesionales dentales pueden mejorar la salud bucal y la calidad de vida de sus pacientes pediátricos.

Parte III: Marketing y Gestión de una Clínica Pediátrica

Capítulo 10:

Marketing en la Odontología Pediátrica

Estrategias de Marketing Digital

1. Introducción al Marketing Digital en la Odontología Pediátrica

El marketing digital es una herramienta esencial para las clínicas de odontología pediátrica en el mundo moderno. A través de diversas estrategias y plataformas digitales, las clínicas pueden aumentar su visibilidad, atraer nuevos pacientes y fidelizar a los existentes. La odontología pediátrica, en particular, se beneficia de un enfoque de marketing digital que es dinámico, accesible y que resuena con los padres jóvenes que están acostumbrados a buscar servicios y tomar decisiones en línea.

El marketing digital en la odontología pediátrica no solo se centra en la promoción de servicios, sino también en la educación y la construcción de relaciones de confianza con los padres y cuidadores. Un enfoque integral y bien planificado puede ayudar a las clínicas a destacar en un mercado competitivo y a construir una reputación sólida basada en la confianza y la calidad del servicio.

2. Estrategias de Marketing Digital Efectivas

Desarrollo de un Sitio Web Atractivo y Funcional

- **Importancia del Sitio Web**: El sitio web es la base de la presencia digital de una clínica dental y a menudo es el primer punto de contacto que tienen los padres con la clínica. Un sitio web bien diseñado y fácil de navegar puede generar una primera impresión positiva y servir como una herramienta efectiva para atraer y retener pacientes.

- **Características Clave del Sitio Web**: El sitio web debe ser visualmente atractivo, fácil de navegar y adaptado a dispositivos móviles. Debe incluir información clara y accesible sobre los servicios ofrecidos, el equipo dental, la ubicación de la clínica y cómo contactar o agendar una cita. Además, es importante que el sitio web ofrezca recursos educativos sobre la salud bucal infantil y testimonios de pacientes para construir confianza.

- **Optimización para Motores de Búsqueda (SEO)**: La optimización para motores de búsqueda (SEO) es crucial para aumentar la visibilidad del sitio web en los resultados de búsqueda. Esto incluye la utilización de palabras clave relevantes, la creación de contenido de calidad, la optimización de las imágenes y la mejora de la velocidad de carga del sitio. El SEO local también es importante, asegurando que la clínica aparezca en las búsquedas de servicios dentales en su área.

Creación de Contenido de Valor

- **Importancia del Contenido**: El contenido de valor es una herramienta poderosa para atraer y educar a los pacientes potenciales. La creación de contenido relevante y útil puede establecer a la clínica como una autoridad en la odontología pediátrica y fomentar una relación de confianza con los padres.

- **Tipos de Contenido**: El contenido puede incluir artículos de blog sobre temas de salud bucal infantil, videos educativos que demuestren técnicas de cepillado o expliquen los procedimientos dentales, infografías sobre la prevención de la caries y guías descargables para padres sobre el cuidado dental en el hogar.

- **Estrategia de Contenido**: Una estrategia de contenido efectiva debe incluir la identificación de los temas de interés para los padres y cuidadores, la creación de un calendario de contenido y la promoción del contenido a través de diversos canales, como el sitio web, las redes sociales y los boletines electrónicos. El contenido debe ser relevante, informativo y actualizado regularmente para mantener el interés de los lectores.

Publicidad en Motores de Búsqueda (SEM)

- **Qué es el SEM**: La publicidad en motores de búsqueda (Search Engine Marketing, SEM) es una forma de marketing digital que implica la compra de anuncios para aumentar la visibilidad de un sitio web en los resultados de búsqueda. Los anuncios de SEM pueden aparecer en la parte superior o inferior de las páginas de resultados de búsqueda, lo que puede aumentar significativamente la visibilidad de la clínica.

- **Beneficios del SEM**: El SEM es una herramienta efectiva para generar tráfico inmediato al sitio web y atraer nuevos pacientes. Permite dirigirse a un público específico mediante la selección de palabras clave relevantes y la segmentación geográfica, lo que puede ayudar a llegar a los padres que buscan servicios dentales pediátricos en el área de la clínica.

- **Estrategias de SEM**: Una estrategia de SEM efectiva incluye la selección de palabras clave relevantes, la creación de anuncios atractivos y la optimización de las campañas para maximizar el retorno de la inversión (ROI). Es importante monitorear y ajustar las campañas regularmente para asegurar que se están alcanzando los objetivos deseados.

Marketing de Contenidos y Blogging

- **Qué es el Marketing de Contenidos**: El marketing de contenidos implica la creación y distribución de contenido relevante y valioso para atraer y retener a un público objetivo. En la odontología pediátrica, el marketing de contenidos puede ayudar a educar a los padres sobre la salud bucal infantil y a posicionar a la clínica como una fuente confiable de información.

- **Beneficios del Blogging**: El blogging es una forma efectiva de marketing de contenidos que permite a la clínica compartir información detallada sobre temas de salud bucal, responder a preguntas comunes de los padres y proporcionar consejos prácticos para el cuidado dental en el hogar. Los blogs pueden mejorar el SEO del sitio web y atraer tráfico orgánico a través de la búsqueda de palabras clave relevantes.

- **Estrategias de Blogging**: Una estrategia de blogging efectiva incluye la identificación de los temas de interés para los padres, la creación de contenido de calidad y la promoción de los blogs a través de diversos canales. Es importante publicar contenido regularmente y responder a los comentarios y preguntas de los lectores para fomentar la interacción y el compromiso.

Marketing por Correo Electrónico

- **Importancia del Marketing por Correo Electrónico**: El marketing por correo electrónico es una herramienta efectiva para mantener la comunicación con los pacientes y promover los servicios de la clínica. Permite llegar directamente a los padres y cuidadores con información relevante y ofertas especiales.

- **Estrategias de Marketing por Correo Electrónico**: Una estrategia de marketing por correo electrónico efectiva incluye la creación de una lista de correo segmentada, la personalización de los mensajes y la inclusión de contenido relevante y atractivo. Los boletines electrónicos pueden incluir noticias sobre la clínica, consejos de salud bucal, promociones especiales y recordatorios de citas.

- **Automatización del Correo Electrónico**: La automatización del correo electrónico permite enviar mensajes personalizados en momentos clave, como recordatorios de citas, saludos de cumpleaños y seguimientos después de las visitas. Esto puede mejorar la experiencia del paciente y aumentar la retención y la lealtad.

3. Medición y Análisis de Resultados

Herramientas de Análisis

- **Google Analytics**: Google Analytics es una herramienta gratuita que proporciona datos detallados sobre el tráfico del sitio web, el comportamiento de los usuarios y la efectividad de las campañas de marketing. Permite rastrear las visitas al sitio web, la duración de las sesiones, las páginas visitadas y las conversiones.

- **Herramientas de Seguimiento de SEO**: Las herramientas de seguimiento de SEO, como SEMrush y Moz, proporcionan información sobre el rendimiento de las palabras clave, la clasificación en los motores de búsqueda y las oportunidades de mejora. Estas herramientas ayudan a optimizar las estrategias de SEO y a aumentar la visibilidad del sitio web.

Evaluación de la Eficacia de las Campañas

- **KPIs de Marketing**: Los indicadores clave de rendimiento (KPIs) son métricas que se utilizan para evaluar la eficacia de las campañas de marketing digital. Los KPIs comunes incluyen el tráfico del sitio web, la tasa de conversión, el costo por adquisición (CPA) y el retorno de la inversión (ROI).

- **Análisis de Datos**: El análisis de datos permite identificar las áreas de éxito y las oportunidades de mejora en las campañas de marketing. Es importante revisar regularmente los datos y ajustar las estrategias según sea necesario para asegurar que se están alcanzando los objetivos de marketing.

Ajustes y Optimización

- **Pruebas A/B**: Las pruebas A/B implican la creación de dos versiones de un anuncio o una página web y la comparación de su rendimiento para determinar cuál es más efectiva. Esta técnica permite optimizar las campañas de marketing y mejorar los resultados.

- **Mejora Continua**: La mejora continua es un enfoque que implica la revisión y el ajuste constante de las estrategias de marketing para maximizar la efectividad. Esto incluye la actualización regular del contenido, la optimización de las campañas de publicidad y la implementación de nuevas tecnologías y herramientas.

Publicidad y Redes Sociales

1. Importancia de la Publicidad en Redes Sociales

La publicidad en redes sociales es una herramienta poderosa para la promoción de servicios dentales pediátricos y la construcción de una comunidad en línea. Las redes sociales permiten llegar a un público amplio y diverso, interactuar con los pacientes y compartir contenido relevante de manera efectiva. Las plataformas de redes sociales, como Facebook, Instagram y Twitter, ofrecen una variedad de opciones de publicidad que pueden ser utilizadas para aumentar la visibilidad de la clínica y atraer nuevos pacientes.

2. Estrategias de Publicidad en Redes Sociales

Publicidad en Facebook

- **Qué es la Publicidad en Facebook**: La publicidad en Facebook permite a las clínicas crear anuncios personalizados que se muestran a los usuarios de

Facebook según sus intereses, comportamiento y datos demográficos. Los anuncios pueden incluir imágenes, videos y enlaces a sitios web o páginas de destino .

- **Ventajas de la Publicidad en Facebook**: Facebook ofrece una amplia audiencia y una capacidad de segmentación detallada, lo que permite a las clínicas llegar a los padres y cuidadores que están interesados en la salud bucal infantil. La publicidad en Facebook es flexible y permite ajustar el presupuesto y las estrategias según las necesidades.

- **Tipos de Anuncios en Facebook**: Facebook ofrece varios tipos de anuncios, incluyendo anuncios de imagen, anuncios de video, carruseles y anuncios de colección. Cada tipo de anuncio tiene sus propias ventajas y se puede utilizar para diferentes objetivos de marketing, como aumentar el tráfico al sitio web, generar clientes potenciales o promover eventos.

Publicidad en Instagram

- **Qué es la Publicidad en Instagram**: La publicidad en Instagram permite a las clínicas crear anuncios visuales que se muestran a los usuarios de Instagram en su feed y en las historias. Los anuncios pueden incluir imágenes, videos y carruseles.

- **Ventajas de la Publicidad en Instagram**: Instagram es una plataforma visual que es ideal para mostrar imágenes atractivas y videos relacionados con la odontología pediátrica. La publicidad en Instagram permite llegar a un público joven y comprometido, y ofrece opciones de segmentación detallada.

- **Tipos de Anuncios en Instagram**: Los anuncios en Instagram incluyen anuncios de imagen, anuncios de video, anuncios de carrusel y anuncios de historias. Estos anuncios pueden ser utilizados para aumentar la visibilidad de la clínica, generar compromiso y atraer nuevos pacientes.

Publicidad en Twitter

- **Qué es la Publicidad en Twitter**: La publicidad en Twitter permite a las clínicas crear anuncios que se muestran a los usuarios de Twitter en su feed y en los resultados de búsqueda. Los anuncios pueden incluir tweets promocionados, cuentas promocionadas y tendencias promocionadas.

- **Ventajas de la Publicidad en Twitter**: Twitter es una plataforma rápida y en tiempo real que es ideal para compartir noticias, actualizaciones y contenido educativo relacionado con la odontología pediátrica. La publicidad en Twitter permite llegar a un público amplio y diverso y ofrece opciones de segmentación detallada.

- **Tipos de Anuncios en Twitter**: Los anuncios en Twitter incluyen tweets promocionados, cuentas promocionadas y tendencias promocionadas. Estos anuncios pueden ser utilizados para aumentar la visibilidad de la clínica, promover eventos y generar compromiso.

Publicidad en YouTube

- **Qué es la Publicidad en YouTube**: La publicidad en YouTube permite a las clínicas crear anuncios de video que se muestran a los usuarios de YouTube antes, durante o después de los videos que están viendo. Los anuncios pueden ser de diferentes formatos, incluyendo anuncios de video saltables y no saltables.

- **Ventajas de la Publicidad en YouTube**: YouTube es una plataforma de video que es ideal para compartir contenido educativo y promocional sobre la odontología pediátrica. La publicidad en YouTube permite llegar a un público amplio y ofrece opciones de segmentación detallada, lo que permite llegar a los padres y cuidadores interesados en la salud bucal infantil.

- **Tipos de Anuncios en YouTube**: Los anuncios en YouTube incluyen anuncios de video saltables, anuncios de video no saltables, anuncios de bumper y tarjetas patrocinadas. Estos anuncios pueden ser utilizados para aumentar la visibilidad de la clínica, generar compromiso y atraer nuevos pacientes.

3. Estrategias de Redes Sociales

Creación de una Presencia en Redes Sociales

- **Importancia de una Presencia en Redes Sociales**: Tener una presencia activa en las redes sociales es crucial para la promoción de la clínica y la interacción con los pacientes. Las redes sociales permiten compartir información, responder a preguntas y construir una comunidad en línea.

- **Estrategias de Contenido**: La creación de contenido relevante y atractivo es esencial para mantener el interés de los seguidores y fomentar el compromiso. El contenido puede incluir publicaciones sobre salud bucal infantil, consejos de cuidado dental, testimonios de pacientes y noticias sobre la clínica.

- **Calendario de Publicaciones**: Un calendario de publicaciones bien planificado puede ayudar a asegurar que el contenido se publique de manera regular y oportuna. Es importante incluir una variedad de tipos de contenido y asegurarse de que las publicaciones sean relevantes y atractivas para la audiencia.

Interacción y Compromiso

- **Responder a Comentarios y Preguntas**: Responder a los comentarios y preguntas de los seguidores en las redes sociales es crucial para construir una relación de confianza y fomentar el compromiso. Es importante ser rápido y profesional en las respuestas y proporcionar información útil y relevante.

- **Promover la Participación**: Promover la participación de los seguidores puede incluir la realización de concursos, encuestas y preguntas abiertas que inviten a los seguidores a compartir sus experiencias y opiniones. Esto puede ayudar a aumentar la interacción y a construir una comunidad en línea.

- **Utilizar Hashtags Relevantes**: Utilizar hashtags relevantes puede ayudar a aumentar la visibilidad de las publicaciones y a llegar a un público más amplio. Es importante utilizar hashtags que sean populares y relevantes para la odontología pediátrica y la salud bucal.

Análisis y Ajuste de Estrategias

- **Herramientas de Análisis de Redes Sociales**: Las herramientas de análisis de redes sociales, como Facebook Insights y Twitter Analytics, proporcionan datos detallados sobre el rendimiento de las publicaciones, el compromiso de los seguidores y la efectividad de las campañas de publicidad.

- **Evaluación de la Eficacia**: Evaluar regularmente la eficacia de las estrategias de redes sociales es crucial para identificar las áreas de éxito y las oportunidades de mejora. Esto incluye el análisis de las métricas de rendimiento, como el número de seguidores, las interacciones y el alcance de las publicaciones.

- **Ajuste de Estrategias**: Ajustar las estrategias de redes sociales según los datos de análisis puede ayudar a mejorar el rendimiento y a alcanzar los objetivos de marketing. Es importante estar abierto a experimentar con nuevas ideas y enfoques para mantener el interés de los seguidores y maximizar los resultados.

El marketing digital y la publicidad en redes sociales son herramientas poderosas para la promoción de una clínica de odontología pediátrica. Al utilizar una combinación de estrategias de marketing digital, como el desarrollo de un sitio web atractivo, la creación de contenido de valor y la publicidad en redes sociales, las clínicas pueden aumentar su visibilidad, atraer nuevos pacientes y construir una relación de confianza con los padres y cuidadores.

Una estrategia de marketing digital bien planificada y ejecutada puede ayudar a las clínicas a destacarse en un mercado competitivo y a construir una reputación sólida basada en la calidad del servicio y la confianza. Es crucial medir y analizar regularmente los resultados de las campañas de marketing para asegurar que se están alcanzando los objetivos y hacer los ajustes necesarios para mejorar el rendimiento.

Al adoptar un enfoque integral y dinámico en el marketing digital y la publicidad en redes sociales, las clínicas de odontología pediátrica pueden mejorar su presencia en línea, aumentar su base de pacientes y promover una salud bucal óptima para los niños.

Capítulo 11:

Fidelización de Pacientes

Creación de una Experiencia Memorable

1. Importancia de la Fidelización de Pacientes

La fidelización de pacientes es crucial para el éxito a largo plazo de una clínica de odontología pediátrica. Mantener a los pacientes existentes es significativamente más económico y efectivo que atraer a nuevos pacientes. La fidelización se basa en la creación de relaciones duraderas y de confianza con los pacientes y sus familias, y en la oferta de una experiencia excepcional en cada visita.

Una experiencia memorable no solo asegura la lealtad del paciente, sino que también fomenta las recomendaciones boca a boca y fortalece la reputación de la clínica. Los padres que tienen experiencias positivas en la clínica dental son más propensos a seguir utilizando sus servicios y a recomendarla a otros.

2. Elementos Clave para una Experiencia Memorable

Atención Personalizada

- **Comprensión de las Necesidades Individuales**: Es fundamental que el equipo dental se tome el tiempo para entender las necesidades específicas de cada paciente y de sus padres. Esto incluye conocer sus preocupaciones, sus expectativas y cualquier experiencia previa con la atención dental que pueda influir en su percepción actual.

- **Comunicación Efectiva**: La comunicación clara y comprensible es esencial para construir confianza y asegurar que los padres y los niños se sientan cómodos y bien informados sobre los procedimientos dentales. Utilizar un lenguaje sencillo y evitar términos técnicos puede ayudar a los padres a comprender mejor la importancia de la atención dental y a tomar decisiones informadas.

- **Empatía y Compasión**: Mostrar empatía y compasión hacia los pacientes y sus familias puede hacer una gran diferencia en su experiencia en la clínica. Escuchar activamente sus preocupaciones y ofrecer apoyo emocional puede ayudar a reducir la ansiedad y a crear una atmósfera de confianza y seguridad.

Ambiente Acogedor y Atractivo

- **Diseño de la Clínica**: El diseño de la clínica debe ser acogedor y atractivo para los niños y sus familias. Utilizar colores brillantes, decoración temática y áreas de juego puede hacer que el entorno sea más agradable y menos intimidante para los niños.

- **Áreas de Espera y Juego**: Proporcionar áreas de espera y juego bien equipadas puede ayudar a mantener a los niños entretenidos y tranquilos mientras esperan su turno. Esto incluye juguetes, libros, juegos electrónicos y áreas de descanso para los padres.

- **Comodidades para los Padres**: Ofrecer comodidades para los padres, como Wi-Fi gratuito, estaciones de café y áreas de descanso, puede mejorar su experiencia y hacer que se sientan más cómodos y bienvenidos en la clínica.

Calidad del Servicio

- **Profesionalismo y Competencia**: La calidad del servicio es un factor crucial en la fidelización de pacientes. El equipo dental debe ser profesional, competente y estar al día con las últimas técnicas y tecnologías en la odontología pediátrica.

- **Atención al Detalle**: Prestar atención a los detalles, como el trato amable, la puntualidad y la limpieza de la clínica, puede tener un gran impacto en la percepción de los pacientes sobre la calidad del servicio.

- **Innovación y Tecnología**: Utilizar tecnologías avanzadas y métodos innovadores en los tratamientos dentales puede mejorar la experiencia del paciente y demostrar un compromiso con la calidad y la excelencia en la atención dental.

Interacción y Participación

- **Educación y Empoderamiento**: Educar a los padres y a los niños sobre la importancia de la salud bucal y cómo mantener una buena higiene dental puede empoderarlos para tomar un papel activo en el cuidado de su salud dental. Proporcionar recursos educativos, como folletos, videos y talleres, puede ayudar a aumentar la conciencia y el conocimiento.

- **Programas de Participación**: Implementar programas de participación, como clubes de sonrisas para los niños o programas de fidelización para las familias, puede fomentar la lealtad y la participación activa en la clínica. Estos programas pueden incluir recompensas por visitas regulares, concursos de dibujos y actividades educativas.

- **Encuestas y Retroalimentación:** Recoger y analizar la retroalimentación de los pacientes a través de encuestas y formularios de comentarios puede ayudar a identificar áreas de mejora y a demostrar que la clínica valora las opiniones de sus pacientes. Esto puede fortalecer la relación con los pacientes y mejorar continuamente la calidad del servicio.

Sorpresas y Gestos de Agradecimiento

- **Recompensas y Regalos:** Ofrecer pequeñas recompensas y regalos a los pacientes, como pegatinas, juguetes o kits de cuidado dental, puede hacer que la visita al dentista sea más agradable y memorable para los niños.

- **Eventos Especiales:** Organizar eventos especiales en la clínica, como días de puertas abiertas, fiestas de fin de año o talleres educativos, puede proporcionar una experiencia positiva y crear recuerdos duraderos para los pacientes y sus familias.

- **Notas de Agradecimiento:** Enviar notas de agradecimiento personalizadas a los pacientes después de sus visitas o en ocasiones especiales, como cumpleaños o aniversarios de la clínica, puede mostrar aprecio y fortalecer la relación con los pacientes.

3. Mejora Continua de la Experiencia del Paciente

Evaluación y Análisis de la Experiencia del Paciente

- **Métricas de Satisfacción**: Utilizar métricas de satisfacción del paciente, como la puntuación neta del promotor (NPS) y las encuestas de satisfacción, para evaluar la experiencia del paciente y identificar áreas de mejora. Estas métricas pueden proporcionar información valiosa sobre la percepción de los pacientes y ayudar a guiar las mejoras en la clínica.

- **Análisis de Retroalimentación**: Analizar la retroalimentación de los pacientes y sus familias para identificar patrones y tendencias en las opiniones y las experiencias. Utilizar esta información para hacer ajustes y mejorar continuamente la calidad del servicio y la experiencia del paciente.

Implementación de Mejoras

- **Identificación de Áreas de Mejora**: Identificar áreas específicas de mejora basadas en la retroalimentación de los pacientes y en las métricas de satisfacción. Esto puede incluir mejoras en la comunicación, la atención al paciente, el entorno de la clínica y los procedimientos de tratamiento.

- **Planificación e Implementación**: Desarrollar un plan de acción para implementar las mejoras necesarias y asegurar que se lleven a cabo de manera efectiva. Involucrar al equipo dental en el proceso de mejora y proporcionar la capacitación y los recursos necesarios para apoyar los cambios.

- **Monitoreo y Evaluación Continua**: Monitorear y evaluar continuamente el impacto de las mejoras en la experiencia del paciente y hacer ajustes según sea necesario. Es importante mantener un enfoque de mejora continua para asegurar que la clínica siga proporcionando una experiencia excepcional a sus pacientes.

Programas de Seguimiento y Recordatorios

1. Importancia del Seguimiento y los Recordatorios

El seguimiento y los recordatorios son componentes esenciales de una estrategia de fidelización de pacientes en una clínica de odontología pediátrica. Estos programas ayudan a asegurar que los pacientes mantengan sus citas regulares, sigan las recomendaciones de tratamiento y se sientan valorados y apoyados en su atención dental. Un programa efectivo de seguimiento y recordatorios puede mejorar la retención de pacientes, aumentar la adherencia al tratamiento y promover una mejor salud bucal a largo plazo.

2. Estrategias de Seguimiento

Seguimiento Postoperatorio

- **Llamadas de Seguimiento**: Realizar llamadas de seguimiento después de los procedimientos dentales para verificar cómo se sienten los pacientes y responder a cualquier pregunta o preocupación que puedan tener. Esto puede demostrar el compromiso de la clínica con el bienestar del paciente y proporcionar una oportunidad para abordar cualquier problema antes de que se convierta en una complicación.

- **Mensajes de Texto y Correo Electrónico**: Enviar mensajes de texto o correos electrónicos de seguimiento para proporcionar instrucciones postoperatorias, recordatorios de cuidado y apoyo adicional. Estos mensajes pueden incluir enlaces a recursos educativos y consejos sobre el manejo del dolor y la recuperación.

- **Encuestas de Satisfacción**: Enviar encuestas de satisfacción después de los procedimientos para recoger la retroalimentación de los pacientes y sus familias sobre su experiencia. Utilizar esta información para hacer mejoras y asegurar que los pacientes estén satisfechos con la atención recibida.

Seguimiento de Tratamientos

- **Recordatorios de Citas**: Enviar recordatorios de citas a los pacientes a través de mensajes de texto, correos electrónicos o llamadas telefónicas para asegurar que mantengan sus citas regulares y de seguimiento. Estos recordatorios pueden ayudar a reducir las ausencias y a mejorar la adherencia al tratamiento.

- **Seguimiento de Planes de Tratamiento**: Realizar seguimientos regulares de los planes de tratamiento para asegurarse de que los pacientes estén siguiendo las recomendaciones y recibiendo la atención necesaria. Esto puede incluir llamadas de seguimiento para verificar el progreso y proporcionar apoyo adicional.

- **Programas de Gestión de Casos**: Implementar programas de gestión de casos para los pacientes con necesidades especiales o condiciones dentales complejas que requieren un seguimiento más estrecho y una coordinación de la atención. Estos programas pueden incluir la asignación de un coordinador de casos que trabaje con los pacientes y sus familias para asegurar que reciban la atención adecuada y oportuna.

Seguimiento Preventivo

- **Recordatorios de Visitas de Prevención**: Enviar recordatorios regulares para las visitas de prevención, como limpiezas dentales y exámenes, para asegurar que los pacientes mantengan una buena salud bucal y reciban la atención preventiva necesaria.

- **Educación Preventiva**: Proporcionar educación continua sobre la importancia de la prevención y la higiene bucal a través de correos electrónicos, boletines y materiales educativos. Esto puede ayudar a los pacientes y sus familias a entender la importancia de las visitas regulares y a mantener buenos hábitos de cuidado dental en el hogar.

- **Seguimiento de la Salud Bucal**: Realizar seguimientos regulares de la salud bucal de los pacientes para identificar cualquier problema potencial antes de que se convierta en una emergencia. Esto puede incluir revisiones de los registros dentales y la programación de visitas de control.

3. Estrategias de Recordatorios

Recordatorios de Citas

- **Mensajes de Texto y Correo Electrónico**: Utilizar mensajes de texto y correos electrónicos para enviar recordatorios de citas a los pacientes y sus familias. Estos recordatorios deben ser claros y proporcionar toda la información necesaria, como la fecha, la hora y la ubicación de la cita.

- **Llamadas Telefónicas**: Realizar llamadas telefónicas para recordar a los pacientes sobre sus citas, especialmente para aquellos que prefieren la comunicación telefónica o que no tienen acceso regular a la tecnología digital.

- **Aplicaciones de Recordatorios**: Utilizar aplicaciones de recordatorios y calendarios digitales para enviar notificaciones automáticas a los pacientes sobre sus citas. Estas aplicaciones pueden proporcionar una forma conveniente de gestionar las citas y mejorar la adherencia al tratamiento.

Recordatorios de Cuidado Dental

- **Recordatorios de Higiene Bucal**: Enviar recordatorios regulares sobre la importancia de la higiene bucal y proporcionar consejos sobre el cuidado dental en el hogar, como la técnica adecuada de cepillado y el uso del hilo dental. Estos recordatorios pueden ayudar a mantener a los pacientes comprometidos con su cuidado dental diario.

- **Recordatorios de Tratamientos**: Enviar recordatorios sobre la necesidad de continuar con los tratamientos recomendados, como la aplicación de flúor o el uso de ortodoncia. Estos recordatorios pueden ayudar a asegurar que los pacientes sigan las recomendaciones del tratamiento y reciban la atención necesaria.

- **Recordatorios de Revisiones**: Enviar recordatorios sobre la importancia de las revisiones regulares para monitorear la salud bucal y detectar cualquier problema potencial. Esto puede ayudar a prevenir complicaciones y a mantener una buena salud bucal a largo plazo.

Recordatorios de Pagos y Facturación

- **Recordatorios de Facturación**: Enviar recordatorios sobre los pagos pendientes y la facturación para asegurar que los pacientes mantengan sus cuentas al día. Estos recordatorios deben ser claros y proporcionar información sobre las opciones de pago y los plazos.

- **Opciones de Pago**: Proporcionar información sobre las opciones de pago, como planes de pago a plazos o descuentos por pagos anticipados, para facilitar el proceso de pago y reducir la carga financiera para las familias.

- **Recordatorios de Seguros**: Enviar recordatorios sobre la necesidad de actualizar la información del seguro o de presentar reclamaciones para asegurar que los pacientes reciban la cobertura adecuada para sus tratamientos.

4. Herramientas y Tecnologías para el Seguimiento y los Recordatorios

Sistemas de Gestión de Relaciones con los Pacientes (PRM)

- **Qué es un Sistema PRM**: Un sistema de gestión de relaciones con los pacientes (PRM) es una herramienta digital que ayuda a las clínicas a gestionar las interacciones y la información de los pacientes. Los sistemas PRM pueden proporcionar una visión integral de la relación con el paciente y facilitar la comunicación y el seguimiento.

- **Beneficios de los Sistemas PRM**: Los sistemas PRM pueden ayudar a mejorar la eficiencia y la efectividad de los programas de seguimiento y recordatorios al automatizar las tareas y proporcionar una plataforma centralizada para la gestión de la información del paciente.

- **Características Clave**: Las características clave de un sistema PRM incluyen la gestión de citas, el seguimiento de planes de tratamiento, la automatización de recordatorios, la gestión de la información del paciente y la generación de informes de seguimiento.

Aplicaciones de Recordatorios y Seguimiento

- **Aplicaciones de Recordatorios**: Las aplicaciones de recordatorios permiten a las clínicas enviar notificaciones automáticas a los pacientes sobre sus citas, tratamientos y cuidados dentales. Estas aplicaciones pueden integrarse con los sistemas de gestión de citas y proporcionar una forma conveniente de mantener a los pacientes informados y comprometidos.

- **Aplicaciones de Seguimiento**: Las aplicaciones de seguimiento permiten a los pacientes gestionar sus citas, recibir recordatorios y acceder a recursos educativos sobre la salud bucal. Estas aplicaciones pueden mejorar la experiencia del paciente y facilitar la comunicación con la clínica.

- **Plataformas de Mensajería**: Las plataformas de mensajería, como SMS y correo electrónico, pueden ser utilizadas para enviar recordatorios y actualizaciones a los pacientes de manera rápida y eficiente. Estas plataformas pueden integrarse con los sistemas de gestión de citas y proporcionar una forma efectiva de mantener la comunicación con los pacientes.

Sistemas de Gestión de Citas

- **Qué es un Sistema de Gestión de Citas**: Un sistema de gestión de citas es una herramienta digital que ayuda a las clínicas a gestionar las citas de los pacientes de manera eficiente y efectiva. Estos sistemas pueden proporcionar una plataforma centralizada para la programación de citas, el envío de recordatorios y la gestión de la información del paciente.

- **Beneficios de los Sistemas de Gestión de Citas**: Los sistemas de gestión de citas pueden mejorar la eficiencia y la efectividad de los programas de seguimiento y recordatorios al automatizar las tareas y proporcionar una plataforma centralizada para la gestión de las citas.

- **Características Clave**: Las características clave de un sistema de gestión de citas incluyen la programación de citas, la automatización de recordatorios, la gestión de la información del paciente, la generación de informes de citas y la integración con otros sistemas de gestión de la clínica.

La fidelización de pacientes en una clínica de odontología pediátrica es fundamental para el éxito a largo plazo y para proporcionar una atención de calidad a los niños y sus familias. La creación de una experiencia memorable, combinada con programas efectivos de seguimiento y recordatorios, puede mejorar significativamente la retención de pacientes y fomentar una relación duradera y de confianza con la clínica.

Una experiencia memorable se basa en la atención personalizada, un ambiente acogedor, la calidad del servicio, la interacción y la participación, y gestos de agradecimiento y sorpresas. Es crucial evaluar y mejorar continuamente la experiencia del paciente para asegurar que la clínica siga proporcionando una atención excepcional y satisfaciendo las necesidades de los pacientes y sus familias.

Los programas de seguimiento y recordatorios son esenciales para mantener la comunicación con los pacientes, asegurar que sigan las recomendaciones de tratamiento y promover una mejor salud bucal a largo plazo. Utilizar herramientas y tecnologías efectivas, como sistemas de gestión de relaciones con los pacientes, aplicaciones de recordatorios y sistemas de gestión de citas, puede mejorar la eficiencia y la efectividad de estos programas y proporcionar una experiencia más fluida y conveniente para los pacientes.

Al adoptar un enfoque integral y centrado en el paciente para la fidelización, la clínica puede mejorar la satisfacción del paciente, aumentar la retención y construir una reputación sólida como proveedor de atención dental de calidad para los niños.

Capítulo 12:

Gestión de la Práctica Dental Pediátrica

Administración Eficiente

1. Introducción a la Administración en la Odontología Pediátrica

La administración eficiente de una clínica dental pediátrica es crucial para asegurar la sostenibilidad y el éxito a largo plazo de la práctica. Una gestión efectiva abarca una amplia gama de actividades, desde la planificación estratégica y la gestión financiera hasta la optimización de los procesos y la mejora de la experiencia del paciente. En el contexto de la odontología pediátrica, la administración también implica garantizar un entorno seguro y acogedor para los niños y sus familias.

2. Planificación Estratégica

Desarrollo de una Visión y Misión Claras

- **Visión y Misión**: La visión y la misión de la clínica son declaraciones fundamentales que guían la dirección y las decisiones estratégicas. La visión describe el objetivo a largo plazo y el impacto deseado de la clínica, mientras que la misión detalla el propósito y los valores centrales que guían las operaciones diarias.

- **Importancia de la Visión y la Misión**: Tener una visión y una misión claras ayuda a alinear a todo el equipo con los objetivos estratégicos y proporciona una base para la toma de decisiones. También comunica a los pacientes y a la comunidad el compromiso de la clínica con la calidad y la atención centrada en el paciente.

- **Desarrollo y Comunicación**: Desarrollar una visión y una misión efectivas implica la participación de todo el equipo y una comprensión profunda de las necesidades y expectativas de los pacientes. Es importante comunicar estas declaraciones de manera efectiva y asegurarse de que todos en la clínica las comprendan y las apoyen.

Análisis y Planificación Estratégica

- **Análisis FODA**: Realizar un análisis FODA (Fortalezas, Oportunidades, Debilidades y Amenazas) es una herramienta valiosa para evaluar la posición actual de la clínica y planificar el futuro. Este análisis ayuda a identificar las áreas clave para el crecimiento y la mejora, así como los desafíos que deben abordarse.

- **Establecimiento de Objetivos**: Establecer objetivos claros y alcanzables es esencial para la planificación estratégica. Los objetivos deben ser específicos, medibles, alcanzables, relevantes y con un plazo definido (SMART) y deben alinearse con la visión y la misión de la clínica.

- **Desarrollo de Planes de Acción**: Desarrollar planes de acción detallados para alcanzar los objetivos estratégicos incluye la asignación de recursos, la definición de responsabilidades y la creación de cronogramas. Es crucial monitorear y revisar regularmente estos planes para asegurarse de que se están logrando los objetivos y hacer ajustes según sea necesario.

3. Gestión Financiera

Presupuestación y Control de Costos

- **Presupuestación Efectiva**: La presupuestación es una herramienta esencial para la gestión financiera que ayuda a planificar y controlar los recursos financieros de la clínica. Un presupuesto efectivo debe incluir estimaciones detalladas de ingresos y gastos, y debe ser revisado y ajustado regularmente para reflejar cambios en las condiciones económicas y operativas.

- **Control de Costos**: El control de costos es crucial para mantener la rentabilidad y la sostenibilidad de la clínica. Esto incluye la gestión de los costos operativos, como los suministros dentales, el equipo y el personal, así como la identificación de áreas donde se pueden realizar ahorros sin comprometer la calidad de la atención.

- **Monitoreo y Análisis de Costos**: Monitorear y analizar los costos regularmente es importante para identificar tendencias y áreas de mejora. Utilizar herramientas de análisis financiero, como el análisis de variaciones y el cálculo del costo por paciente, puede proporcionar información valiosa para la toma de decisiones.

Gestión de Ingresos y Facturación

- **Gestión de Ingresos**: La gestión de ingresos implica la optimización de los ingresos de la clínica a través de la mejora de la eficiencia en la facturación y la recaudación de pagos. Esto incluye la implementación de sistemas de facturación eficientes y la mejora de la comunicación con los pacientes sobre las políticas de pago y los costos de los tratamientos.

- **Facturación y Cobro**: La facturación precisa y oportuna es crucial para la gestión de ingresos. Es importante utilizar un sistema de facturación que sea fácil de usar y que permita el seguimiento y la gestión efectiva de las cuentas por cobrar.

- **Gestión de Seguros**: La gestión de seguros es una parte importante de la gestión financiera en una clínica dental. Esto incluye la verificación de la elegibilidad de los pacientes, la presentación de reclamaciones y la resolución de disputas con las compañías de seguros. Es crucial mantener una buena relación con las compañías de seguros y asegurarse de que los procesos de facturación sean eficientes y precisos.

Análisis Financiero y Reportes

- **Análisis de Estados Financieros**: El análisis regular de los estados financieros, como el estado de resultados, el balance general y el estado de flujo de efectivo, es esencial para evaluar la salud financiera de la clínica y tomar decisiones informadas. Es importante revisar estos estados regularmente y buscar patrones o tendencias que puedan indicar problemas o áreas de mejora.

- **Indicadores Financieros Clave**: Utilizar indicadores financieros clave, como el margen de beneficio, el retorno sobre la inversión (ROI) y la relación de deuda a capital, puede proporcionar información valiosa sobre el rendimiento financiero de la clínica. Estos indicadores pueden ayudar a identificar áreas de mejora y a tomar decisiones estratégicas informadas.

- **Reportes Financieros**: La elaboración de reportes financieros regulares y detallados es crucial para la transparencia y la rendición de cuentas. Estos reportes deben incluir información sobre los ingresos, los gastos, el flujo de efectivo y otros indicadores financieros clave, y deben ser revisados y discutidos regularmente por el equipo de gestión.

4. Optimización de Procesos y Tecnología

Mejora de Procesos

- **Mapeo de Procesos**: El mapeo de procesos es una técnica que ayuda a visualizar y analizar los flujos de trabajo y los procesos operativos en la clínica. Esto puede ayudar a identificar cuellos de botella, redundancias y áreas de mejora.

- **Mejora Continua**: Implementar un enfoque de mejora continua para optimizar los procesos en la clínica. Esto incluye la revisión regular de los procesos, la identificación de oportunidades de mejora y la implementación de cambios para aumentar la eficiencia y la efectividad.

- **Automatización de Procesos**: La automatización de procesos puede mejorar la eficiencia y reducir los errores en la clínica. Esto incluye la automatización de tareas administrativas, como la programación de citas, la facturación y la gestión de inventarios, así como la implementación de sistemas de gestión de pacientes para mejorar la atención y la comunicación.

Implementación de Tecnologías Avanzadas

- **Sistemas de Gestión de Pacientes (PMS)**: Los sistemas de gestión de pacientes son herramientas digitales que ayudan a las clínicas a gestionar la información de los pacientes, las citas y los tratamientos. Estos sistemas pueden mejorar la eficiencia operativa, reducir los errores y proporcionar una mejor experiencia al paciente.

- **Tecnologías de Diagnóstico y Tratamiento**: La implementación de tecnologías avanzadas de diagnóstico y tratamiento, como la radiografía digital, la impresión 3D y los sistemas CAD/CAM, puede mejorar la precisión y la eficacia de los tratamientos dentales y proporcionar una experiencia más cómoda y eficiente para los pacientes.

- **Seguridad y Privacidad de los Datos**: La seguridad y la privacidad de los datos son cruciales en la gestión de una clínica dental. Es importante implementar medidas de seguridad robustas para proteger la información de los pacientes y cumplir con las regulaciones de privacidad, como la Ley de Portabilidad y Responsabilidad de Seguros de Salud (HIPAA) en los Estados Unidos.

Gestión de la Innovación

- **Cultura de Innovación**: Fomentar una cultura de innovación en la clínica que anime a los empleados a proponer nuevas ideas y soluciones para mejorar la atención y la eficiencia. Esto puede incluir la creación de un equipo de innovación o la organización de talleres y sesiones de brainstorming.

- **Adopción de Nuevas Tecnologías**: Mantenerse al día con las últimas innovaciones tecnológicas en la odontología y evaluar regularmente la adopción de nuevas tecnologías que puedan mejorar la calidad de la atención y la eficiencia operativa.

- **Evaluación del Impacto de la Innovación**: Evaluar el impacto de las nuevas tecnologías y procesos en la clínica para asegurarse de que están proporcionando los beneficios esperados y hacer ajustes según sea necesario.

Gestión del Personal y Formación Continua

1. Importancia de la Gestión del Personal

La gestión efectiva del personal es esencial para el éxito de una clínica dental pediátrica. Un equipo motivado, competente y comprometido es crucial para proporcionar una atención de calidad y para crear un ambiente de trabajo positivo y productivo. La gestión del personal implica la contratación y retención de empleados talentosos, el desarrollo de habilidades y la promoción de una cultura de aprendizaje y mejora continua.

2. Contratación y Retención de Personal

Proceso de Contratación

- **Definición de Perfiles de Puesto**: Definir claramente los perfiles de puesto para cada posición en la clínica, incluyendo las responsabilidades, las habilidades requeridas y las cualidades personales. Esto ayuda a atraer candidatos que se ajusten a las necesidades y la cultura de la clínica.

- **Proceso de Selección**: Implementar un proceso de selección riguroso que incluya la revisión de currículums, entrevistas y la evaluación de habilidades y competencias. Es importante seleccionar a candidatos que no solo tengan las habilidades técnicas necesarias, sino que también se ajusten bien a la cultura y los valores de la clínica.

- **Integración y Onboarding**: Proporcionar un programa de integración y onboarding completo para nuevos empleados, que incluya la capacitación sobre las políticas y procedimientos de la clínica, la cultura y los valores, y las expectativas de desempeño. Esto ayuda a los nuevos empleados a adaptarse rápidamente y a sentirse parte del equipo.

Retención de Personal

- **Ambiente de Trabajo Positivo**: Crear un ambiente de trabajo positivo y de apoyo que fomente la colaboración, el respeto y la motivación. Esto incluye la promoción de la comunicación abierta, la resolución de conflictos de manera constructiva y la celebración de los logros del equipo.

- **Oportunidades de Crecimiento**: Proporcionar oportunidades de crecimiento y desarrollo profesional para los empleados, como la capacitación continua, el apoyo para la educación y el desarrollo de carrera. Esto puede ayudar a retener a los empleados talentosos y a mantenerlos comprometidos y motivados.

- **Reconocimiento y Recompensas**: Implementar programas de reconocimiento y recompensas para reconocer y celebrar el buen desempeño y los logros de los empleados. Esto puede incluir premios, bonificaciones y otros incentivos que demuestren aprecio y valor por el trabajo del equipo.

3. Formación Continua y Desarrollo Profesional

Importancia de la Formación Continua

- **Mejora de Competencias**: La formación continua es esencial para mantener y mejorar las competencias de los empleados en la clínica dental. Esto incluye la actualización de conocimientos y habilidades técnicas, así como el desarrollo de competencias blandas, como la comunicación y la gestión de conflictos.

- **Adaptación a Cambios**: La formación continua ayuda a los empleados a adaptarse a los cambios en la tecnología, los procedimientos y las regulaciones en la odontología. Esto es crucial para asegurar que la clínica se mantenga al día con las mejores prácticas y las innovaciones en el campo.

- **Motivación y Compromiso**: Proporcionar oportunidades de formación continua puede aumentar la motivación y el compromiso de los empleados, ya que les demuestra que la clínica valora su desarrollo profesional y está dispuesta a invertir en su crecimiento.

Programas de Capacitación

- **Capacitación Técnica**: Proporcionar capacitación técnica regular para el equipo dental sobre las últimas técnicas y tecnologías en la odontología pediátrica. Esto incluye cursos, talleres y seminarios que aborden temas como las técnicas de tratamiento avanzadas, el manejo del dolor y la utilización de nuevas tecnologías.

- **Capacitación en Habilidades Blandas**: Proporcionar capacitación en habilidades blandas, como la comunicación, la gestión del tiempo y la resolución de conflictos, para mejorar la interacción con los pacientes y la colaboración en el equipo. Esto puede incluir talleres y programas de desarrollo de liderazgo.

- **Capacitación en Normativas y Regulaciones**: Proporcionar capacitación sobre las normativas y regulaciones que afectan la práctica dental, como la HIPAA y las regulaciones de seguridad y salud. Es crucial que el equipo esté informado y cumpla con estas regulaciones para asegurar la seguridad y la calidad de la atención.

Desarrollo Profesional

- **Apoyo para la Educación Continua**: Proporcionar apoyo para la educación continua, como el reembolso de matrícula y el tiempo libre para asistir a cursos y conferencias. Esto puede ayudar a los empleados a obtener certificaciones adicionales y a mejorar sus habilidades y conocimientos.

- **Mentoría y Coaching**: Implementar programas de mentoría y coaching para apoyar el desarrollo profesional de los empleados. Esto incluye la asignación de mentores experimentados que puedan proporcionar orientación y apoyo, así como la oferta de sesiones de coaching para el desarrollo de habilidades específicas.

- **Planes de Carrera**: Desarrollar planes de carrera personalizados para los empleados que identifiquen las oportunidades de crecimiento y desarrollo dentro de la clínica. Esto puede ayudar a los empleados a visualizar su futuro en la clínica y a trabajar hacia sus objetivos profesionales.

Evaluación y Retroalimentación

- **Evaluaciones de Desempeño**: Realizar evaluaciones de desempeño regulares para proporcionar retroalimentación sobre el rendimiento de los empleados y establecer metas de desarrollo. Estas evaluaciones deben ser justas y constructivas, y deben incluir una discusión sobre las fortalezas y las áreas de mejora.

- **Retroalimentación Continua**: Proporcionar retroalimentación continua y oportuna sobre el desempeño de los empleados para ayudarles a mejorar y a mantenerse motivados. Esto incluye elogios por el buen trabajo y orientación para el desarrollo de habilidades y la mejora del desempeño.

- **Planificación del Desarrollo**: Utilizar las evaluaciones de desempeño y la retroalimentación para planificar el desarrollo profesional de los empleados. Esto incluye la identificación de las oportunidades de formación y el establecimiento de metas de desarrollo que alineen los objetivos individuales con los objetivos de la clínica.

4. Fomento de la Cultura Organizacional

Cultura de Colaboración y Respeto

- **Promoción de la Colaboración**: Fomentar una cultura de colaboración y trabajo en equipo en la clínica que valore la comunicación abierta y la cooperación. Esto puede incluir la organización de reuniones regulares de equipo, la creación de espacios de trabajo colaborativos y la promoción de actividades de construcción de equipo.

- **Respeto y Diversidad**: Promover una cultura de respeto y diversidad en la clínica que valore y respete las diferencias individuales y fomente la inclusión. Esto incluye la creación de políticas y prácticas que apoyen la igualdad de oportunidades y la no discriminación.

- **Resolución Constructiva de Conflictos**: Fomentar la resolución constructiva de conflictos en la clínica mediante la creación de políticas y procedimientos claros para la gestión de conflictos. Esto incluye la formación en habilidades de resolución de conflictos y la promoción de un enfoque proactivo para abordar y resolver los problemas.

Cultura de Innovación y Mejora Continua

- **Fomento de la Innovación**: Fomentar una cultura de innovación en la clínica que valore y apoye la generación de nuevas ideas y soluciones para mejorar la atención y la eficiencia. Esto puede incluir la creación de un equipo de innovación y la organización de talleres de brainstorming y sesiones de ideas.

- **Mejora Continua**: Promover una cultura de mejora continua que valore y apoye el aprendizaje y la mejora constante. Esto incluye la revisión regular de los procesos y procedimientos, la identificación de áreas de mejora y la implementación de cambios para aumentar la eficiencia y la calidad de la atención.

- **Reconocimiento del Éxito**: Reconocer y celebrar el éxito y los logros de los empleados y del equipo en la clínica. Esto puede incluir premios, elogios públicos y otras formas de reconocimiento que demuestren aprecio y valor por el trabajo del equipo.

La gestión eficiente y efectiva de una clínica dental pediátrica es fundamental para asegurar su éxito a largo plazo y proporcionar una atención de calidad a los niños y sus familias. La administración eficiente implica la planificación estratégica, la gestión financiera, la optimización de procesos y la implementación de tecnologías avanzadas. También incluye la gestión del personal, la formación continua y el fomento de una cultura organizacional positiva y colaborativa.

Al adoptar un enfoque integral y proactivo para la gestión de la clínica, los profesionales dentales pueden mejorar la eficiencia operativa, aumentar la satisfacción del paciente y crear un ambiente de trabajo positivo y productivo. Esto no solo ayuda a asegurar la sostenibilidad de la clínica, sino que también promueve una mejor salud bucal y bienestar para los niños y sus familias.

Capítulo 13:
Ética y Responsabilidad Social

Ética en la Práctica Pediátrica

1. Introducción a la Ética en la Odontología Pediátrica

La ética es un componente fundamental de la práctica dental, especialmente en la odontología pediátrica, donde las decisiones clínicas y administrativas afectan a una población vulnerable: los niños. La ética en la odontología pediátrica implica el compromiso con principios morales y estándares profesionales que garantizan el bienestar de los pacientes, la justicia en la atención y la integridad profesional. La práctica ética no solo es esencial para proporcionar una atención de calidad, sino que también fortalece la confianza de los padres y la comunidad en la clínica dental.

2. Principios Éticos en la Odontología Pediátrica

Beneficencia y No Maleficencia

- **Beneficencia**: La beneficencia se refiere a la obligación de actuar en el mejor interés del paciente, promoviendo su bienestar y proporcionando tratamientos que beneficien su salud y calidad de vida. En la odontología pediátrica, esto implica elegir tratamientos que no solo sean efectivos, sino que también sean apropiados para la edad y el desarrollo del niño, y que minimicen el dolor y la ansiedad.

- **No Maleficencia**: La no maleficencia se refiere a la obligación de no causar daño al paciente. Esto incluye evitar tratamientos innecesarios o excesivamente invasivos y asegurarse de que cualquier intervención tenga un beneficio claro que justifique los riesgos involucrados. La práctica ética implica un cuidadoso balance entre los riesgos y los beneficios de los tratamientos propuestos.

Autonomía y Consentimiento Informado

- **Autonomía del Paciente**: La autonomía es el derecho de los pacientes y sus familias a tomar decisiones informadas sobre su atención dental. En el caso de los pacientes pediátricos, esto implica trabajar en estrecha colaboración con los padres o tutores para asegurar que entiendan las opciones de tratamiento y sus implicaciones.

- **Consentimiento Informado**: El consentimiento informado es un proceso crítico en la odontología pediátrica que asegura que los padres o tutores comprendan completamente los riesgos, beneficios y alternativas de los tratamientos propuestos antes de dar su consentimiento. Este proceso debe ser transparente y proporcionar toda la información necesaria para tomar una decisión informada.

- **Capacidad de Decisión del Niño**: Dependiendo de la edad y el nivel de madurez del niño, es importante involucrarlo en el proceso de toma de decisiones en la medida de lo posible. Esto puede ayudar a aumentar su comprensión y cooperación con el tratamiento.

Justicia y Equidad

- **Justicia en la Atención**: La justicia implica proporcionar atención dental equitativa y justa a todos los pacientes, independientemente de su origen socioeconómico, raza, género o discapacidad. En la odontología pediátrica, esto incluye asegurar que todos los niños tengan acceso a la atención dental necesaria para mantener una buena salud bucal.

- **Eliminación de Disparidades**: La práctica ética en la odontología pediátrica también implica trabajar para eliminar las disparidades en el acceso y la calidad de la atención dental. Esto puede incluir la participación en programas comunitarios y la provisión de servicios a poblaciones desatendidas.

Confidencialidad y Privacidad

- **Confidencialidad del Paciente**: La confidencialidad es la obligación de proteger la información médica y personal de los pacientes. En la odontología pediátrica, esto incluye asegurar que la información sobre la salud dental y los tratamientos se mantenga confidencial y solo se comparta con los padres o tutores y el equipo de atención necesario.

- **Cumplimiento de Normativas**: Es importante cumplir con las normativas y regulaciones sobre la privacidad de los datos, como la Ley de Portabilidad y Responsabilidad de Seguros de Salud (HIPAA) en los Estados Unidos, para proteger la información de los pacientes y garantizar su seguridad.

3. Desafíos Éticos en la Odontología Pediátrica

Dilemas Éticos Comunes

- **Tratamientos Controversiales**: En la odontología pediátrica, puede haber situaciones en las que los tratamientos propuestos sean controvertidos o disputados por los padres. Por ejemplo, la decisión de realizar o no una extracción de un diente primario versus intentar una restauración compleja puede ser un tema de debate.

- **Negligencia o Abuso**: Identificar signos de negligencia o abuso infantil puede presentar un dilema ético, ya que el profesional dental tiene la obligación de proteger al niño mientras respeta los derechos de los padres. Es crucial seguir las normativas legales y éticas para reportar cualquier sospecha de abuso.

- **Intervenciones Invasivas**: Decidir sobre intervenciones invasivas en niños que no pueden expresar su consentimiento de manera significativa es otro desafío ético. Es fundamental equilibrar la necesidad de la intervención con el riesgo de causar dolor o trauma innecesario.

Manejo de Conflictos de Intereses

- **Conflictos Financieros**: Los conflictos de intereses pueden surgir cuando las decisiones clínicas están influenciadas por consideraciones financieras, como el deseo de maximizar los ingresos de la clínica. Es fundamental mantener la integridad profesional y priorizar siempre el bienestar del paciente por encima de las ganancias económicas.

- **Relaciones con Proveedores**: Las relaciones con proveedores de equipos y materiales dentales también pueden presentar conflictos de intereses. Es importante asegurar que las decisiones sobre la adquisición de materiales y equipos se basen en su calidad y adecuación para el tratamiento, y no en incentivos o recompensas ofrecidas por los proveedores.

- **Transparencia y Declaración**: Mantener la transparencia en todas las decisiones y acciones es clave para manejar los conflictos de intereses. Los profesionales dentales deben declarar cualquier interés financiero o personal que pueda influir en sus decisiones clínicas o administrativas.

Consideraciones Culturales y Éticas

- **Diversidad Cultural**: La práctica ética en la odontología pediátrica también implica el reconocimiento y el respeto de la diversidad cultural. Esto incluye comprender las diferencias culturales en la percepción de la salud bucal y el cuidado dental, y adaptar los enfoques de tratamiento para respetar las creencias y prácticas culturales de los pacientes y sus familias.

- **Comunicación Intercultural**: La comunicación efectiva y respetuosa con pacientes de diferentes orígenes culturales es esencial para proporcionar una atención de calidad y ética. Esto puede implicar la capacitación del equipo en competencias culturales y la provisión de servicios de traducción cuando sea necesario.

- **Consentimiento Culturalmente Sensible**: Asegurar que el proceso de consentimiento informado sea culturalmente sensible y que los padres comprendan completamente las implicaciones de los tratamientos propuestos en el contexto de sus valores y creencias culturales.

4. Implementación de Prácticas Éticas

Desarrollo de Políticas y Procedimientos Éticos

- **Políticas de Ética Clínica**: Desarrollar y mantener políticas y procedimientos éticos que guíen la práctica clínica y administrativa. Estas políticas deben abordar temas como el consentimiento informado, la confidencialidad, la justicia en la atención y el manejo de conflictos de intereses.

- **Capacitación en Ética**: Proporcionar capacitación regular en ética para el equipo dental es esencial para asegurar que todos los empleados comprendan y sigan los estándares éticos de la clínica. Esta capacitación debe incluir la revisión de los principios éticos, la discusión de dilemas éticos comunes y la actualización sobre las regulaciones y normativas relevantes.

- **Comité de Ética**: Establecer un comité de ética en la clínica puede proporcionar un foro para la discusión y la resolución de dilemas éticos complejos. Este comité puede incluir a miembros del equipo dental, así como a expertos externos y representantes de la comunidad.

Evaluación y Monitoreo de la Práctica Ética

- **Evaluación Regular**: Realizar evaluaciones regulares de la práctica ética en la clínica para identificar áreas de mejora y asegurar que se sigan los estándares éticos.

Esto puede incluir la revisión de casos clínicos, la recopilación de retroalimentación de los pacientes y el equipo, y la auditoría de los procesos y procedimientos.

- **Monitoreo y Ajuste**: Monitorear continuamente la implementación de las prácticas éticas y hacer ajustes según sea necesario para mejorar la calidad de la atención y la adherencia a los principios éticos. Esto puede incluir la actualización de las políticas y procedimientos, la provisión de capacitación adicional y la implementación de nuevas prácticas y tecnologías para apoyar la ética en la atención.

Participación Comunitaria y Responsabilidad Social

1. Importancia de la Responsabilidad Social en la Odontología Pediátrica

La responsabilidad social en la odontología pediátrica implica el compromiso de la clínica con el bienestar de la comunidad y la promoción de una salud bucal equitativa y accesible. La participación comunitaria y la responsabilidad social no solo benefician a la comunidad, sino que también fortalecen la reputación de la clínica y promueven la confianza y el apoyo de los pacientes y sus familias.

2. Estrategias de Participación Comunitaria

Programas de Educación y Prevención

- **Charlas y Talleres Educativos**: Organizar charlas y talleres educativos en la comunidad para promover la importancia de la salud bucal y proporcionar información sobre la prevención de la caries y otras enfermedades dentales. Estos eventos pueden ser realizados en escuelas, centros comunitarios y otros lugares públicos.

- **Campañas de Concienciación**: Implementar campañas de concienciación sobre la salud bucal que incluyan la distribución de materiales educativos, la realización de eventos públicos y la utilización de medios de comunicación locales para aumentar la visibilidad y el alcance de la clínica.

- **Programas de Prevención Escolar**: Colaborar con las escuelas locales para desarrollar programas de prevención dental que incluyan exámenes dentales, la aplicación de flúor y selladores, y la educación sobre la higiene bucal para los estudiantes.

Servicios de Atención Dental Gratuitos o a Bajo Costo

- **Clínicas Gratuitas y Días de Salud Dental**: Organizar clínicas gratuitas y días de salud dental para proporcionar servicios dentales a los niños de la comunidad que no tienen acceso a la atención dental. Estos eventos pueden incluir exámenes dentales, limpiezas, tratamientos preventivos y orientación sobre la higiene bucal.

- **Descuentos y Planes de Pago**: Ofrecer descuentos y planes de pago flexibles para familias de bajos ingresos para ayudar a asegurar que todos los niños tengan acceso a la atención dental necesaria. Esto puede incluir la provisión de servicios dentales a precios reducidos o la creación de planes de pago a plazos para facilitar el acceso a los tratamientos.

- **Colaboración con Organizaciones Benéficas**: Colaborar con organizaciones benéficas y sin fines de lucro para proporcionar servicios dentales a las poblaciones desatendidas. Esto puede incluir la participación en programas de salud comunitaria y la provisión de apoyo financiero o en especie para proyectos y programas benéficos.

Programas de Voluntariado y Apoyo Comunitario

- **Participación en Eventos Comunitarios**: Participar en eventos comunitarios, como ferias de salud y eventos deportivos, para proporcionar información sobre la salud bucal y los servicios dentales de la clínica. Esto puede ayudar a aumentar la visibilidad de la clínica y a establecer relaciones positivas con la comunidad.

- **Voluntariado del Personal**: Fomentar la participación del personal en actividades de voluntariado en la comunidad para apoyar causas benéficas y promover la responsabilidad social. Esto puede incluir la organización de equipos de voluntariado para participar en proyectos comunitarios y eventos benéficos.

- **Apoyo a Proyectos Comunitarios**: Apoyar proyectos comunitarios y organizaciones benéficas que promuevan la salud y el bienestar en la comunidad. Esto puede incluir la provisión de apoyo financiero, la donación de equipos y suministros dentales, y la participación en proyectos de desarrollo comunitario.

3. Implementación de la Responsabilidad Social en la Clínica

Desarrollo de una Estrategia de Responsabilidad Social

- **Definición de Objetivos y Metas**: Definir claramente los objetivos y las metas de la responsabilidad social de la clínica, y asegurarse de que estén alineados con la misión y los valores de la clínica. Estos objetivos deben ser específicos, medibles y alcanzables, y deben abordar las necesidades y prioridades de la comunidad.

- **Identificación de Oportunidades**: Identificar las oportunidades para la participación comunitaria y la responsabilidad social, y evaluar cómo la clínica puede contribuir de manera efectiva a la mejora de la salud y el bienestar de la comunidad. Esto puede incluir la realización de un análisis de las necesidades de la comunidad y la identificación de áreas donde la clínica puede hacer una diferencia significativa.

- **Desarrollo de Programas y Proyectos**: Desarrollar programas y proyectos de responsabilidad social que aborden las necesidades identificadas y que estén diseñados para tener un impacto positivo y sostenible en la comunidad. Estos programas deben ser bien planificados y organizados, y deben incluir la participación del equipo de la clínica y de la comunidad.

Medición y Evaluación del Impacto

- **Indicadores de Impacto**: Definir indicadores de impacto claros y medibles para evaluar el éxito de los programas de responsabilidad social. Estos indicadores pueden incluir medidas como el número de personas atendidas, la cantidad de servicios proporcionados, y los cambios en el conocimiento y la actitud hacia la salud bucal en la comunidad.

- **Evaluación del Impacto**: Realizar evaluaciones regulares del impacto de los programas de responsabilidad social para identificar las áreas de éxito y las oportunidades de mejora. Utilizar la información recopilada para hacer ajustes y mejorar la efectividad y el alcance de los programas.

- **Comunicación de Resultados**: Comunicar los resultados y el impacto de los programas de responsabilidad social a la comunidad y a las partes interesadas, para demostrar el compromiso de la clínica con la responsabilidad social y para promover la transparencia y la rendición de cuentas.

Fomento de una Cultura de Responsabilidad Social

- **Compromiso del Liderazgo**: Asegurar que el liderazgo de la clínica esté comprometido con la responsabilidad social y que proporcione el apoyo necesario para la implementación y el éxito de los programas. Esto incluye la asignación de recursos, la provisión de tiempo y apoyo para la participación del personal, y la promoción de la responsabilidad social como un valor central de la clínica.

- **Participación del Personal**: Fomentar la participación del personal en los programas de responsabilidad social y proporcionar oportunidades para que todos los empleados contribuyan a la mejora de la comunidad. Esto puede incluir la provisión de tiempo libre para actividades de voluntariado, la organización de eventos de participación del equipo y la creación de un ambiente que valore y apoye la responsabilidad social.

- **Integración en la Cultura Organizacional:** Integrar la responsabilidad social en la cultura organizacional de la clínica, asegurando que se refleje en las políticas y prácticas diarias y que sea un componente central de la identidad y los valores de la clínica.

La ética y la responsabilidad social son pilares fundamentales en la práctica de la odontología pediátrica, y su implementación efectiva puede mejorar significativamente la calidad de la atención y la relación de la clínica con la comunidad. La práctica ética implica el compromiso con principios morales y estándares profesionales que aseguran el bienestar de los pacientes y la integridad de la práctica dental. Esto incluye la aplicación de los principios de beneficencia, no maleficencia, autonomía, justicia y confidencialidad, así como la gestión de los dilemas éticos y los conflictos de intereses.

La responsabilidad social implica el compromiso de la clínica con la mejora de la salud y el bienestar de la comunidad a través de la participación comunitaria y la provisión de servicios accesibles y equitativos. Esto incluye la implementación de programas de educación y prevención, la provisión de servicios dentales gratuitos o a bajo costo, y la participación en actividades de voluntariado y apoyo comunitario. Al desarrollar una estrategia efectiva de responsabilidad social y fomentar una cultura organizacional que valore y apoye la ética y la responsabilidad social, las clínicas de odontología pediátrica pueden hacer una diferencia significativa en la vida de sus pacientes y en la comunidad en general.

Parte IV: Casos Prácticos y Estudios de Caso

Capítulo 14:

Casos Clínicos en Odontología Pediátrica

Presentación de Casos Reales

Introducción a los Casos Clínicos en Odontología Pediátrica

El análisis de casos clínicos reales en la odontología pediátrica es una herramienta esencial para la educación continua y la mejora de las prácticas clínicas. A través de la revisión de casos, los profesionales pueden aprender sobre la variedad de presentaciones clínicas, las opciones de tratamiento disponibles y las mejores prácticas para el manejo de condiciones complejas en pacientes pediátricos. Este enfoque basado en casos permite una comprensión más profunda de la dinámica de la atención dental en los niños y fomenta la reflexión crítica y la toma de decisiones informada.

Caso 1: Caries Rampante en un Niño de Tres Años

Presentación del Caso

- **Antecedentes del Paciente**: El paciente, un niño de tres años, fue traído a la clínica por su madre debido a la preocupación por la aparición de múltiples manchas marrones en sus dientes. La madre informó que el niño ha tenido problemas para comer y ha mostrado signos de dolor al consumir alimentos fríos o dulces.

- **Historia Médica**: El paciente no tiene antecedentes médicos significativos, aunque la madre mencionó que ha sido difícil establecer una rutina regular de cepillado de dientes debido a la resistencia del niño. La dieta del niño incluye una alta cantidad de bebidas azucaradas y dulces.

- **Examen Clínico**: Durante el examen, se observaron múltiples cavidades en los dientes anteriores superiores e inferiores, así como en los molares superiores. Los dientes afectados mostraban signos de desmineralización avanzada y caries profunda.

Análisis del Caso

- **Diagnóstico**: El diagnóstico de caries rampante se basa en la presencia de múltiples caries extensas en los dientes temporales. Esta condición es común en niños pequeños y se asocia con factores como la mala higiene oral, la dieta alta en azúcares y el uso prolongado del biberón o la lactancia nocturna.

- **Etiología**: La caries rampante es una forma agresiva de caries dental que progresa rápidamente y afecta múltiples dientes. Los factores de riesgo incluyen la exposición frecuente a carbohidratos fermentables, la falta de higiene oral adecuada y la limitada exposición a flúor.

Soluciones Propuestas

- **Educación y Cambio de Hábitos**: Proporcionar educación a la madre sobre la importancia de la higiene bucal y la reducción de la ingesta de azúcares. Se recomendó establecer una rutina de cepillado de dientes dos veces al día con pasta dental con flúor y limitar el consumo de bebidas azucaradas.

- **Tratamiento Restaurativo**: Realizar tratamientos restaurativos en los dientes afectados, que incluyen la eliminación de la caries y la restauración con resina compuesta o coronas de acero inoxidable, según la extensión del daño.

- **Aplicación de Flúor**: Aplicar un tratamiento de flúor tópico para fortalecer el esmalte dental y prevenir la progresión de la caries en los dientes no afectados.

- **Seguimiento Regular**: Programar visitas de seguimiento cada tres meses para monitorear la salud bucal del paciente y realizar tratamientos preventivos adicionales según sea necesario.

Caso 2: Maloclusión en un Niño de Siete Años

Presentación del Caso

- **Antecedentes del Paciente**: El paciente, un niño de siete años, fue traído a la clínica por sus padres debido a la preocupación por la alineación de sus dientes. Los padres notaron que los dientes del niño estaban desalineados y que tenía dificultades para masticar correctamente.

- **Historia Médica**: El paciente tiene antecedentes de hábitos de succión del pulgar, que ha persistido hasta la edad de cinco años. No tiene otros problemas médicos significativos.

- **Examen Clínico**: Durante el examen, se observó una mordida cruzada anterior y una discrepancia en la alineación de los dientes. Los molares y caninos estaban en una posición incorrecta, lo que causaba dificultades en la masticación y la fonación.

Análisis del Caso

- **Diagnóstico**: El diagnóstico es de maloclusión de clase III con mordida cruzada anterior. Esta condición se caracteriza por una relación incorrecta de los arcos dentales y puede resultar en problemas funcionales y estéticos si no se trata adecuadamente.

- **Etiología**: La maloclusión puede ser causada por una combinación de factores genéticos y ambientales, incluidos los hábitos de succión prolongados, la respiración bucal y la falta de espacio para el crecimiento adecuado de los dientes.

Soluciones Propuestas

- **Intervención Temprana**: Recomendar la intervención temprana con ortodoncia interceptiva para corregir la alineación dental y la mordida. Esto puede incluir el uso de expansores palatinos para corregir la mordida cruzada y aparatos ortopédicos para guiar el crecimiento adecuado de los dientes.

- **Corrección de Hábitos**: Proporcionar orientación a los padres sobre cómo ayudar al niño a abandonar cualquier hábito oral perjudicial, como la succión del pulgar o el uso prolongado del chupete.

- **Seguimiento Ortopédico**: Programar visitas regulares para monitorear el progreso del tratamiento ortopédico y realizar ajustes según sea necesario. Esto incluye la evaluación del crecimiento facial y el desarrollo dental del niño.

- **Educación sobre la Higiene Oral**: Proporcionar educación al paciente y a los padres sobre la importancia de mantener una buena higiene oral durante el tratamiento ortodóncico para prevenir la caries y las enfermedades de las encías.

Caso 3: Traumatismo Dental en un Niño de Diez Años

Presentación del Caso

- **Antecedentes del Paciente**: El paciente, un niño de diez años, fue llevado a la clínica de emergencia después de un accidente en el patio de la escuela, donde se golpeó la boca contra una barra de metal. Los padres informaron que el niño sufrió una fractura en los dientes frontales superiores y tenía dolor y sangrado en el área afectada.

- **Historia Médica**: El paciente no tiene antecedentes médicos significativos ni alergias conocidas. El niño practica deportes regularmente y no usa protector bucal.

- **Examen Clínico**: El examen reveló una fractura complicada del incisivo central superior izquierdo, con exposición pulpar. También se observó una avulsión parcial del incisivo lateral superior derecho.

Análisis del Caso

- **Diagnóstico**: El diagnóstico incluye una fractura dental complicada con exposición pulpar y una avulsión parcial. Estos tipos de lesiones son comunes en la infancia y requieren un tratamiento rápido para prevenir complicaciones como la infección o la pérdida del diente.

- **Etiología**: Las lesiones dentales en niños a menudo resultan de accidentes o actividades deportivas. La falta de uso de protectores bucales aumenta el riesgo de daño dental durante los deportes de contacto.

Soluciones Propuestas

- **Tratamiento de Emergencia**: Realizar un tratamiento de emergencia que incluya la limpieza y desinfección de la zona afectada, la colocación de una férula para estabilizar el diente avulsionado y la protección del diente fracturado con un sellador temporal.

- **Tratamiento de la Fractura**: Programar una pulpotomía o tratamiento de conducto para el diente fracturado, dependiendo de la extensión del daño pulpar. Restaurar el diente con una corona o una restauración compuesta para protegerlo y restaurar su función.

- **Reimplantación y Estabilización**: Reimplantar el diente avulsionado si es viable y estabilizarlo con una férula. Realizar un seguimiento regular para monitorear la recuperación y prevenir la reabsorción radicular.

- **Prevención de Futuras Lesiones**: Recomendar el uso de protectores bucales durante las actividades deportivas para prevenir futuras lesiones dentales. Proporcionar educación al niño y a los padres sobre la importancia de la protección dental en los deportes.

Análisis y Soluciones Propuestas

Enfoque General para la Resolución de Casos Clínicos

Evaluación Inicial

- **Recopilación de Historia Clínica**: La recopilación de una historia clínica completa es esencial para entender el contexto del problema dental y planificar el tratamiento adecuado. Esto incluye la obtención de información detallada sobre la salud general del paciente, sus antecedentes dentales, hábitos y dieta.

- **Examen Clínico Completo**: Realizar un examen clínico exhaustivo que incluya la inspección visual, la palpación y las pruebas diagnósticas necesarias, como las radiografías. Esto ayuda a identificar la extensión del problema dental y a evaluar la salud general de los dientes y las encías.

- **Diagnóstico Diferencial**: Desarrollar un diagnóstico diferencial que considere todas las posibles causas del problema dental. Esto permite identificar la condición subyacente y planificar el tratamiento más efectivo.

Planificación del Tratamiento

- **Establecimiento de Objetivos de Tratamiento**: Definir claramente los objetivos del tratamiento, que pueden incluir la eliminación de la caries, la restauración de la función y la estética, y la prevención de complicaciones futuras. Los objetivos deben ser específicos, medibles y alineados con las necesidades y expectativas del paciente y su familia.

- **Selección de Opciones de Tratamiento**: Evaluar y seleccionar las opciones de tratamiento disponibles, considerando factores como la edad y la salud general del paciente, la extensión del daño dental y las preferencias de la familia. Las opciones deben ser presentadas de manera clara y comprensible para permitir una toma de decisiones informada.

- **Planificación del Seguimiento**: Planificar el seguimiento y la evaluación del tratamiento para asegurar que se alcancen los objetivos y se mantenga la salud bucal a largo plazo. Esto incluye la programación de visitas regulares y la provisión de educación continua sobre la higiene bucal y la prevención.

Implementación y Monitoreo

- **Implementación del Tratamiento**: Realizar el tratamiento planificado de manera eficiente y efectiva, asegurando que se sigan todos los protocolos y se utilicen las mejores prácticas. Es importante proporcionar una atención de calidad y minimizar el dolor y la ansiedad del paciente.

- **Monitoreo Continuo**: Monitorear la respuesta al tratamiento y realizar ajustes según sea necesario para mejorar los resultados y abordar cualquier complicación que pueda surgir. Esto incluye la evaluación regular del progreso y la revisión de las opciones de tratamiento si es necesario.

- **Educación y Prevención**: Proporcionar educación continua al paciente y a su familia sobre la importancia de la higiene bucal y la prevención de problemas dentales. Esto incluye la instrucción sobre técnicas de cepillado y uso del hilo dental, la dieta y el uso de productos de fluoruro.

Soluciones Específicas para Casos Comunes

Manejo de Caries Extensivas

- **Tratamiento Restaurativo**: En casos de caries extensivas, el tratamiento restaurativo puede incluir la eliminación de la caries y la restauración del diente con materiales como la resina compuesta o las coronas. Es importante seleccionar el material de restauración adecuado y asegurar un sellado hermético para prevenir la recurrencia de la caries.

- **Prevención de Recurrencia**: Implementar medidas preventivas, como la aplicación de flúor, el uso de selladores y la educación sobre la higiene bucal, para prevenir la recurrencia de la caries. Esto incluye la promoción de una dieta baja en azúcares y la reducción de la frecuencia de la ingesta de carbohidratos fermentables.

- **Seguimiento Regular**: Programar visitas de seguimiento regulares para monitorear la salud bucal y realizar tratamientos preventivos adicionales según sea necesario. Esto ayuda a mantener la salud bucal y prevenir futuros problemas dentales.

Tratamiento de Maloclusiones

- **Ortodoncia Interceptiva**: La ortodoncia interceptiva es una estrategia eficaz para tratar las maloclusiones en una etapa temprana y guiar el desarrollo dental y facial adecuado. Esto puede incluir el uso de aparatos removibles o fijos para corregir la alineación dental y la mordida.

- **Manejo de Hábitos Orales**: Identificar y corregir los hábitos orales perjudiciales, como la succión del pulgar o la respiración bucal, que pueden contribuir a las maloclusiones. Proporcionar orientación y apoyo a los padres para ayudar a eliminar estos hábitos.

- **Educación y Seguimiento**: Proporcionar educación continua sobre la importancia de la ortodoncia y el cuidado dental, y programar visitas regulares para monitorear el progreso del tratamiento y hacer ajustes según sea necesario.

Manejo de Traumas Dentales

- **Tratamiento de Emergencia**: En casos de traumas dentales, el tratamiento de emergencia debe incluir la estabilización de los dientes afectados y la prevención de infecciones. Esto puede incluir la reimplantación de dientes avulsionados, la colocación de férulas y la administración de antibióticos.

- **Tratamiento Restaurativo**: Realizar tratamientos restaurativos para reparar los dientes dañados, que pueden incluir la colocación de coronas, empastes o la realización de tratamientos de conducto. Es importante restaurar la función y la estética del diente y prevenir complicaciones a largo plazo .

- **Seguimiento y Prevención**: Programar visitas de seguimiento para monitorear la recuperación y prevenir complicaciones, como la reabsorción radicular o la infección. Recomendar el uso de protectores bucales para prevenir futuras lesiones dentales en actividades deportivas.

El análisis de casos clínicos en la odontología pediátrica proporciona una valiosa oportunidad para aprender sobre la variedad de condiciones y desafíos que enfrentan los profesionales en la atención de los pacientes más jóvenes. A través de la revisión de casos reales y la discusión de soluciones propuestas, los profesionales pueden mejorar su conocimiento y habilidades clínicas, y adoptar las mejores prácticas para proporcionar una atención de calidad y ética a los niños.

Los casos clínicos presentados en este capítulo demuestran la importancia de una evaluación exhaustiva, una planificación cuidadosa del tratamiento y una implementación efectiva de las soluciones propuestas. Al seguir un enfoque basado en la evidencia y centrado en el paciente, los profesionales dentales pueden abordar de manera efectiva los desafíos clínicos y mejorar la salud y el bienestar de sus pacientes pediátricos.

Capítulo 15:

Lecciones Aprendidas de la Práctica Clínica

Reflexiones sobre la Experiencia Clínica

1. Importancia de la Reflexión en la Práctica Clínica

La reflexión sobre la práctica clínica es una herramienta esencial para el desarrollo profesional continuo y la mejora de la calidad de la atención en la odontología pediátrica. La reflexión permite a los profesionales evaluar sus experiencias, identificar áreas de mejora y aplicar los aprendizajes a situaciones futuras. Este proceso es fundamental para la práctica basada en la evidencia y para el crecimiento personal y profesional de los dentistas.

2. Principales Lecciones Aprendidas

Comprensión Integral del Paciente

- **Enfoque Centrado en el Paciente**: Una de las lecciones más importantes es la necesidad de adoptar un enfoque centrado en el paciente, que considere no solo las necesidades clínicas, sino también los aspectos emocionales, sociales y psicológicos del paciente. Esto es particularmente relevante en la odontología pediátrica, donde el bienestar del niño y la confianza de los padres son esenciales para el éxito del tratamiento.

- **Evaluación Holística**: La evaluación holística del paciente incluye una comprensión profunda de sus antecedentes médicos, familiares y sociales. Esta perspectiva integral ayuda a los profesionales a identificar factores que pueden influir en la salud bucal del niño y a desarrollar planes de tratamiento más completos y efectivos.

Comunicación Efectiva

- **Importancia de la Comunicación**: La comunicación efectiva con los pacientes y sus familias es clave para el éxito del tratamiento. Esto incluye la capacidad de explicar de manera clara y comprensible las opciones de tratamiento, los procedimientos y los cuidados posteriores.

- **Escucha Activa**: La escucha activa es fundamental para entender las preocupaciones y expectativas de los padres y los pacientes. Los profesionales deben estar atentos y responder de manera empática a las preguntas y preocupaciones, lo que ayuda a construir una relación de confianza y a fomentar la cooperación.

- **Educación Continua del Paciente**: Proporcionar educación continua sobre la salud bucal y el cuidado dental es crucial para el éxito a largo plazo. Esto incluye la instrucción sobre técnicas adecuadas de cepillado y uso del hilo dental, la importancia de una dieta equilibrada y la necesidad de visitas regulares al dentista.

Manejo del Comportamiento y Ansiedad

- **Estrategias de Manejo del Comportamiento**: El manejo del comportamiento en niños es una habilidad crucial en la odontología pediátrica. Esto incluye el uso de técnicas no farmacológicas, como la distracción, el modelado y la refuerzo positivo, así como el manejo farmacológico cuando sea necesario para controlar la ansiedad y el comportamiento del paciente.

- **Creación de un Entorno Acogedor**: Crear un entorno clínico acogedor y amigable para los niños puede ayudar a reducir el miedo y la ansiedad. Esto incluye la decoración de la clínica con colores brillantes y elementos lúdicos, y la provisión de áreas de espera y juego adecuadas.

- **Uso de Sedación y Anestesia**: La sedación y la anestesia son herramientas importantes para el manejo del dolor y la ansiedad en la odontología pediátrica. Es crucial usar estas técnicas de manera segura y efectiva, y proporcionar una supervisión y un seguimiento adecuados para asegurar la seguridad del paciente.

Adaptabilidad y Flexibilidad

- **Adaptación a las Necesidades del Paciente**: La capacidad de adaptarse a las necesidades individuales de cada paciente es esencial en la práctica clínica. Esto incluye la flexibilidad para ajustar los planes de tratamiento y la disposición para probar nuevas técnicas y enfoques cuando sea necesario.

- **Respuesta a Emergencias**: La capacidad de responder de manera rápida y efectiva a las emergencias dentales es una habilidad crucial en la odontología pediátrica. Esto incluye la preparación para manejar una variedad de situaciones de emergencia y la capacidad de proporcionar un tratamiento adecuado y tranquilizador a los pacientes.

- **Innovación en el Tratamiento**: La disposición para adoptar nuevas tecnologías y enfoques en la odontología pediátrica puede mejorar significativamente la calidad de la atención. Esto incluye la implementación de nuevas técnicas de diagnóstico y tratamiento, y la actualización continua de los conocimientos y habilidades profesionales.

3. Desafíos Comunes y Soluciones

Manejo de la Diversidad Cultural

- **Comprensión de la Diversidad**: La diversidad cultural en la práctica clínica puede presentar desafíos en la comunicación y la atención. Es importante comprender las diferencias culturales en la percepción de la salud y el cuidado dental, y adaptar los enfoques de tratamiento para respetar estas diferencias.

- **Competencias Culturales**: Desarrollar competencias culturales es esencial para proporcionar una atención dental efectiva y equitativa. Esto incluye la capacitación en la comprensión y el respeto de las diferencias culturales y la capacidad de proporcionar servicios de traducción cuando sea necesario.

- **Comunicación Sensible**: La comunicación sensible y respetuosa es clave para superar las barreras culturales y construir una relación de confianza con los pacientes y sus familias. Esto incluye el uso de un lenguaje claro y comprensible y la disposición para escuchar y responder a las preocupaciones culturales.

Manejo de Expectativas y Percepciones

- **Expectativas del Paciente**: Manejar las expectativas del paciente y sus padres es crucial para el éxito del tratamiento. Es importante establecer expectativas realistas y proporcionar una explicación clara y honesta de los posibles resultados y las limitaciones del tratamiento.

- **Percepción de la Calidad**: La percepción de la calidad de la atención puede influir significativamente en la satisfacción del paciente. Es importante asegurarse de que todos los aspectos de la atención, desde la calidad del tratamiento hasta la experiencia del paciente en la clínica, cumplan con los estándares más altos de calidad.

- **Resolución de Conflictos**: La capacidad de manejar y resolver conflictos de manera efectiva es una habilidad esencial en la práctica clínica. Esto incluye la disposición para abordar las quejas y preocupaciones de los pacientes de manera rápida y profesional, y la capacidad de encontrar soluciones que satisfagan las necesidades de los pacientes y sus familias.

4. Reflexiones sobre la Práctica Profesional

Compromiso con la Mejora Continua

- **Mejora Continua**: La mejora continua es un principio fundamental en la práctica clínica. Esto incluye la disposición para aprender de cada experiencia clínica y la determinación para mejorar constantemente la calidad de la atención y los resultados para los pacientes.

- **Evaluación y Reflexión**: La evaluación y la reflexión regular sobre la práctica clínica son esenciales para identificar áreas de mejora y aplicar los aprendizajes a futuras situaciones. Esto incluye la revisión de casos clínicos, la participación en la educación continua y la reflexión crítica sobre las experiencias clínicas.

- **Innovación y Cambio**: La disposición para adoptar la innovación y el cambio es crucial para el crecimiento profesional y la mejora de la calidad de la atención. Esto incluye la disposición para probar nuevas técnicas y tecnologías, y la capacidad de adaptarse a los cambios en el entorno de la atención dental.

Mejores Prácticas y Consejos Prácticos

1. Mejores Prácticas en la Odontología Pediátrica

Evaluación y Diagnóstico Integral

- **Evaluación Completa**: Realizar una evaluación completa y detallada de cada paciente es fundamental para identificar todas las condiciones y necesidades de tratamiento. Esto incluye la recopilación de una historia clínica completa, la realización de un examen clínico exhaustivo y la utilización de pruebas diagnósticas adecuadas.

- **Diagnóstico Preciso**: Un diagnóstico preciso es esencial para planificar un tratamiento efectivo. Esto incluye la identificación de todas las condiciones dentales y médicas que pueden afectar la salud bucal del paciente, y la consideración de todos los factores relevantes en el diagnóstico.

- **Enfoque Basado en la Evidencia**: Utilizar un enfoque basado en la evidencia para el diagnóstico y el tratamiento es crucial para proporcionar una atención de calidad. Esto incluye la utilización de las mejores prácticas y la evidencia más reciente para guiar las decisiones clínicas.

Planificación y Ejecución del Tratamiento

- **Planificación Individualizada**: Desarrollar planes de tratamiento individualizados que se adapten a las necesidades específicas de cada paciente es esencial para el éxito del tratamiento. Esto incluye la consideración de las condiciones médicas, los factores sociales y las preferencias del paciente y su familia.

- **Ejecución Precisa**: La ejecución precisa del tratamiento es crucial para lograr los resultados deseados. Esto incluye la utilización de técnicas adecuadas, la atención a los detalles y la adherencia a los protocolos de tratamiento.

- **Seguimiento y Evaluación**: Realizar un seguimiento y una evaluación regular del tratamiento es esencial para asegurar que se están logrando los objetivos del tratamiento y para identificar cualquier necesidad de ajuste o mejora.

Comunicación y Educación del Paciente

- **Comunicación Clara**: Proporcionar una comunicación clara y comprensible es esencial para asegurar que los pacientes y sus familias comprendan el tratamiento y sus implicaciones. Esto incluye la explicación de los procedimientos, los riesgos y los beneficios de manera que sea fácil de entender.

- **Educación del Paciente**: La educación del paciente es una parte integral de la atención dental. Esto incluye la provisión de información sobre la higiene bucal, la prevención de enfermedades y la importancia de las visitas regulares al dentista.

- **Participación del Paciente**: Involucrar al paciente y a su familia en el proceso de toma de decisiones es crucial para el éxito del tratamiento. Esto incluye la provisión de opciones de tratamiento y la consideración de las preferencias y necesidades del paciente.

2. Consejos Prácticos para la Práctica Clínica

Gestión del Tiempo y Eficiencia

- **Gestión del Tiempo**: La gestión eficiente del tiempo es esencial para la práctica clínica exitosa. Esto incluye la planificación de las citas, la organización de las tareas diarias y la maximización del tiempo de tratamiento para asegurar que se puede proporcionar una atención de calidad a todos los pacientes.

- **Optimización de Procesos**: La optimización de los procesos clínicos y administrativos puede mejorar la eficiencia y reducir los tiempos de espera. Esto incluye la implementación de sistemas de gestión de citas, la automatización de tareas y la mejora de los flujos de trabajo.

- **Prioridad en la Atención al Paciente**: Asegurar que la atención al paciente sea la prioridad en todas las decisiones y acciones. Esto incluye la disposición para ajustar los horarios y los procesos según sea necesario para proporcionar la mejor atención posible.

Manejo de la Ansiedad y el Comportamiento

- **Reducción de la Ansiedad**: Implementar estrategias para reducir la ansiedad del paciente es crucial para el éxito del tratamiento. Esto incluye la creación de un ambiente clínico acogedor, el uso de técnicas de distracción y la provisión de información y apoyo para ayudar a los pacientes a sentirse más cómodos.

- **Manejo del Comportamiento**: El manejo del comportamiento en niños requiere la utilización de técnicas adecuadas para fomentar la cooperación y el cumplimiento. Esto incluye la provisión de recompensas y refuerzos positivos, y la capacidad de manejar situaciones difíciles de manera calmada y profesional.

- **Técnicas de Sedación**: La sedación puede ser una herramienta útil para manejar la ansiedad y el comportamiento en niños que requieren tratamientos dentales extensivos o que tienen miedo al dentista. Es crucial utilizar técnicas de sedación de manera segura y efectiva, y proporcionar una supervisión adecuada.

Mejora Continua y Educación Profesional

- **Educación Continua**: La educación continua es esencial para mantenerse al día con las últimas innovaciones y mejores prácticas en la odontología pediátrica. Esto incluye la participación en cursos de formación, la asistencia a conferencias y la lectura de publicaciones profesionales.

- **Reflexión Crítica**: La reflexión crítica sobre la práctica clínica es fundamental para el crecimiento profesional y la mejora continua. Esto incluye la revisión de casos clínicos, la evaluación de la efectividad del tratamiento y la disposición para aprender de los errores y las experiencias.

- **Colaboración Profesional**: La colaboración con otros profesionales de la salud es crucial para proporcionar una atención integral y de calidad. Esto incluye la comunicación y la cooperación con médicos, especialistas dentales y otros profesionales para asegurar que los pacientes reciban el mejor tratamiento posible.

3. Implementación de Cambios y Mejora Continua

Identificación de Áreas de Mejora

- **Evaluación Regular**: Realizar evaluaciones regulares de la práctica clínica para identificar áreas de mejora y oportunidades de crecimiento. Esto incluye la revisión de procesos, la recopilación de retroalimentación de los pacientes y el análisis de los resultados del tratamiento.

- **Análisis de Datos**: Utilizar el análisis de datos para identificar tendencias y áreas de mejora en la práctica clínica. Esto incluye la recopilación y el análisis de datos sobre la satisfacción del paciente, la efectividad del tratamiento y otros indicadores de desempeño.

- **Participación del Equipo**: Involucrar al equipo dental en el proceso de identificación y solución de problemas. Esto incluye la provisión de oportunidades para que los miembros del equipo aporten sus ideas y sugerencias para la mejora continua.

Implementación de Cambios

- **Desarrollo de Planes de Acción**: Desarrollar planes de acción detallados para implementar los cambios necesarios y mejorar la calidad de la atención. Esto incluye la definición de objetivos claros, la asignación de responsabilidades y la creación de cronogramas.

- **Capacitación y Apoyo**: Proporcionar la capacitación y el apoyo necesarios para implementar los cambios de manera efectiva. Esto incluye la provisión de recursos, la capacitación en nuevas técnicas y la creación de un ambiente que apoye la innovación y el cambio.
- **Monitoreo y Evaluación**: Monitorear y evaluar la implementación de los cambios para asegurar que se están logrando los objetivos y hacer ajustes según sea necesario. Esto incluye la recopilación de retroalimentación y la realización de evaluaciones regulares para evaluar el impacto de los cambios.

Fomento de la Cultura de Mejora Continua

- **Compromiso con la Calidad**: Fomentar un compromiso con la calidad en todos los aspectos de la práctica clínica. Esto incluye la promoción de una cultura que valore la excelencia y la mejora continua, y la disposición para aprender y crecer.
- **Apoyo a la Innovación**: Apoyar la innovación y la disposición para probar nuevas ideas y enfoques. Esto incluye la provisión de recursos y apoyo para la experimentación y la adopción de nuevas tecnologías y técnicas.
- **Celebración de los Logros**: Celebrar los logros y el éxito en la mejora de la calidad de la atención. Esto incluye el reconocimiento de los esfuerzos y contribuciones del equipo, y la promoción de un ambiente de trabajo positivo y motivador.

Las lecciones aprendidas de la práctica clínica en la odontología pediátrica proporcionan una valiosa oportunidad para mejorar la calidad de la atención y el crecimiento profesional. La reflexión crítica y la disposición para aprender de la experiencia son fundamentales para la mejora continua y la provisión de una atención dental de alta calidad.

Al adoptar un enfoque centrado en el paciente, mejorar la comunicación y la educación, manejar la ansiedad y el comportamiento, y fomentar la mejora continua y la innovación, los profesionales dentales pueden proporcionar una atención excepcional a sus pacientes y contribuir al bienestar de la comunidad. Las mejores prácticas y los consejos prácticos presentados en este capítulo proporcionan una guía completa para la práctica clínica efectiva y ética en la odontología pediátrica.

Parte V: Recursos Adicionales

Capítulo 16: Guías y Protocolos

Protocolos de Tratamiento

1. Introducción a los Protocolos de Tratamiento en la Odontología Pediátrica

Los protocolos de tratamiento son conjuntos de directrices y procedimientos estandarizados que guían la práctica clínica en la odontología pediátrica. Estos protocolos se basan en la evidencia científica y en las mejores prácticas, y proporcionan una referencia clara y coherente para los profesionales dentales en el manejo de diversas condiciones dentales en los niños. La implementación de protocolos de tratamiento asegura que los pacientes reciban una atención consistente, de alta calidad y centrada en el paciente, y ayuda a mejorar los resultados clínicos y la eficiencia operativa.

2. Protocolos Comunes en la Odontología Pediátrica

Protocolo para el Manejo de la Caries Dental

- **Evaluación y Diagnóstico**: El primer paso en el manejo de la caries dental es la evaluación y el diagnóstico. Esto incluye la realización de una historia clínica completa, el examen visual de los dientes y las encías, y el uso de radiografías para evaluar la extensión de la caries y la afectación de las estructuras subyacentes.
    - **Historia Clínica**: Recoger información sobre la dieta del paciente, los hábitos de higiene bucal,

la historia de caries dental y otros factores de riesgo.

- o **Examen Clínico**: Realizar un examen visual para identificar las áreas de desmineralización, manchas blancas, cavidades y signos de caries.

- o **Radiografías**: Utilizar radiografías bitewing y periapicales para evaluar la profundidad de la caries y la afectación de la pulpa y las raíces dentales.

- **Prevención y Educación**: Proporcionar educación sobre la prevención de la caries dental es una parte integral del protocolo de tratamiento. Esto incluye la instrucción sobre técnicas adecuadas de cepillado y uso del hilo dental, la importancia de una dieta equilibrada y la necesidad de visitas regulares al dentista.

  - o **Instrucción en Higiene Bucal**: Enseñar al paciente y a sus padres cómo cepillarse los dientes adecuadamente, utilizando una pasta dental con flúor, y cómo usar el hilo dental para limpiar entre los dientes.

  - o **Consejos Dietéticos**: Proporcionar orientación sobre la reducción del consumo de azúcares y alimentos fermentables, y fomentar el consumo de alimentos saludables que promuevan la salud bucal.

  - o **Visitas Regulares**: Recomendar visitas regulares al dentista para limpiezas profesionales, exámenes y tratamientos preventivos.

- **Tratamiento Restaurativo**: El tratamiento de la caries dental puede incluir la restauración de los dientes afectados mediante la eliminación de la caries y la colocación de materiales de relleno, como la resina compuesta o las coronas. El objetivo es restaurar la función y la estética del diente, y prevenir la progresión de la caries.
    - **Eliminación de la Caries**: Utilizar técnicas adecuadas para eliminar la caries, asegurando la preservación de la estructura dental sana tanto como sea posible.
    - **Restauraciones con Resina Compuesta**: Colocar restauraciones con resina compuesta para restaurar la forma y la función del diente afectado.
    - **Coronas de Acero Inoxidable**: En casos de caries extensas, utilizar coronas de acero inoxidable para proteger el diente y prevenir futuras fracturas.
- **Tratamientos Preventivos**: Implementar medidas preventivas adicionales, como la aplicación de flúor tópico y selladores de fosas y fisuras, para proteger los dientes contra la caries y fortalecer el esmalte dental.
    - **Aplicación de Flúor**: Aplicar flúor tópico para remineralizar el esmalte dental y aumentar la resistencia a la caries.
    - **Selladores de Fosas y Fisuras**: Colocar selladores en los molares y premolares para prevenir la

acumulación de placa y la formación de caries en las superficies de masticación.

Protocolo para el Manejo de la Maloclusión

- **Evaluación y Diagnóstico**: La evaluación de la maloclusión implica la realización de una historia clínica, un examen clínico y el uso de herramientas de diagnóstico, como las radiografías y los modelos de estudio, para evaluar la alineación dental y la relación de los arcos dentales.

    o **Historia Clínica**: Recoger información sobre los hábitos orales, la historia de tratamiento ortodóncico y los antecedentes familiares de maloclusión.

    o **Examen Clínico**: Evaluar la alineación de los dientes, la relación de los arcos dentales y la función masticatoria.

    o **Radiografías y Modelos**: Utilizar radiografías cefalométricas y modelos de estudio para analizar la posición de los dientes y la estructura ósea.

- **Planificación del Tratamiento**: La planificación del tratamiento para la maloclusión incluye la selección de la terapia ortodóncica adecuada, que puede implicar el uso de aparatos removibles o fijos para corregir la alineación dental y la mordida.

    o **Evaluación de Opciones**: Evaluar las opciones de tratamiento, como los brackets, los alineadores transparentes y los aparatos removibles, en función de la edad del paciente, la severidad de la maloclusión y las preferencias del paciente y sus padres.

- o **Planificación Interceptiva**: En casos de maloclusiones en niños pequeños, considerar la ortodoncia interceptiva para guiar el crecimiento dental y óseo adecuado.

- o **Tratamiento Multidisciplinario**: En casos complejos, coordinar el tratamiento con otros especialistas, como cirujanos ortognáticos y logopedas, para abordar todas las necesidades del paciente.

- **Tratamiento Ortodóncico**: Implementar el tratamiento ortodóncico seleccionado, asegurando que se sigan todos los protocolos y se proporcionen las instrucciones adecuadas para el cuidado y el mantenimiento de los aparatos.

  - o **Colocación de Aparatos**: Colocar los aparatos ortodóncicos según las directrices y asegurarse de que el paciente comprenda cómo cuidarlos y mantenerlos limpios.

  - o **Ajustes Regulares**: Programar visitas regulares para ajustar los aparatos y monitorear el progreso del tratamiento.

  - o **Educación del Paciente**: Proporcionar educación continua sobre la importancia del cuidado dental durante el tratamiento ortodóncico, incluyendo la higiene bucal adecuada y la dieta.

- **Seguimiento y Mantenimiento**: Realizar un seguimiento regular para evaluar la efectividad del tratamiento y hacer ajustes según sea necesario. Implementar medidas de mantenimiento para asegurar que los resultados se mantengan a largo plazo.
    - **Visitas de Seguimiento**: Programar visitas de seguimiento regulares para monitorear el progreso y ajustar el tratamiento según sea necesario.
    - **Retenedores**: Proporcionar retenedores al final del tratamiento para mantener la alineación dental y prevenir la recaída.
    - **Evaluación Continua**: Realizar evaluaciones periódicas para asegurar que los resultados se mantengan y que el paciente esté satisfecho con el tratamiento.

Protocolo para el Manejo de Traumas Dentales

- **Evaluación de Emergencia**: En casos de trauma dental, realizar una evaluación de emergencia para determinar la extensión del daño y planificar el tratamiento adecuado. Esto incluye la realización de una historia clínica rápida, el examen clínico y el uso de radiografías para evaluar las lesiones.
    - **Historia Clínica Rápida**: Recoger información sobre el incidente, el tiempo transcurrido desde el trauma y los síntomas actuales del paciente.

- o **Examen Clínico**: Evaluar la condición de los dientes afectados, los tejidos blandos y la estructura ósea circundante.

- o **Radiografías**: Utilizar radiografías para evaluar la extensión del daño y planificar el tratamiento adecuado.

- **Tratamiento de Emergencia**: Proporcionar el tratamiento de emergencia necesario para estabilizar los dientes afectados y prevenir complicaciones. Esto puede incluir la reimplantación de dientes avulsionados, la colocación de férulas y la administración de analgésicos y antibióticos.

  - o **Reimplantación de Dientes**: Reimplantar dientes avulsionados lo antes posible para aumentar las posibilidades de éxito y estabilizarlos con una férula.

  - o **Férulas**: Colocar férulas para estabilizar los dientes luxados o fracturados y permitir la curación.

  - o **Medicamentos**: Proporcionar analgésicos para el manejo del dolor y antibióticos para prevenir infecciones.

- **Tratamiento Restaurativo**: Implementar el tratamiento restaurativo necesario para reparar los dientes dañados y restaurar su función y estética. Esto puede incluir la colocación de coronas, empastes o la realización de tratamientos de conducto.

- **Restauraciones Temporales:** Colocar restauraciones temporales para proteger los dientes y permitir la curación inicial.

- **Tratamiento de Conducto:** Realizar tratamientos de conducto en dientes con daño pulpar para eliminar la infección y preservar el diente.

- **Restauraciones Definitivas:** Colocar restauraciones definitivas, como coronas o empastes, para restaurar la función y la estética de los dientes.

- **Seguimiento y Prevención**: Realizar un seguimiento regular para monitorear la recuperación y prevenir complicaciones. Proporcionar educación sobre la prevención de futuros traumas dentales, como el uso de protectores bucales durante las actividades deportivas.

  - **Visitas de Seguimiento:** Programar visitas de seguimiento regulares para evaluar la curación y hacer ajustes según sea necesario.

  - **Prevención de Traumas:** Recomendar el uso de protectores bucales para prevenir futuras lesiones dentales en actividades deportivas.

  - **Educación Continua:** Proporcionar educación continua sobre la importancia del cuidado dental y la prevención de traumas.

Guías para Padres y Cuidadores

1. Importancia de la Educación de los Padres y Cuidadores

La educación de los padres y cuidadores es fundamental para asegurar que los niños reciban una atención dental adecuada y que se mantengan buenos hábitos de higiene bucal a largo plazo. Las guías proporcionan información clara y práctica sobre cómo cuidar los dientes de los niños, prevenir enfermedades dentales y manejar situaciones de emergencia. La educación de los padres ayuda a promover una salud bucal óptima y a prevenir problemas dentales graves en el futuro.

2. Guías para la Higiene Bucal y la Prevención

Guía para el Cuidado Diario de los Dientes

- **Cepillado de Dientes**: Instruir a los padres sobre la importancia de cepillar los dientes de sus hijos dos veces al día, utilizando una pasta dental con flúor y una técnica adecuada.

    o **Técnica de Cepillado**: Enseñar la técnica adecuada de cepillado, que incluye movimientos suaves y circulares para limpiar todas las superficies de los dientes y las encías.

    o **Pasta Dental con Flúor**: Recomendar el uso de una cantidad adecuada de pasta dental con flúor, según la edad del niño, para prevenir la caries y fortalecer el esmalte dental.

    o **Supervisión del Cepillado**: Aconsejar a los padres que supervisen el cepillado de los dientes de sus hijos hasta que tengan la habilidad y la coordinación para hacerlo de manera efectiva por sí mismos.

- **Uso del Hilo Dental**: Enseñar a los padres la importancia del uso del hilo dental para limpiar entre los dientes y prevenir la acumulación de placa y la formación de caries.

    o **Técnica del Hilo Dental**: Proporcionar instrucciones sobre la técnica adecuada para usar el hilo dental, incluyendo cómo pasar el hilo entre los dientes y alrededor de la línea de las encías.

    o **Frecuencia del Uso del Hilo Dental**: Recomendar el uso del hilo dental al menos una vez al día, preferiblemente antes de acostarse, para eliminar la placa y los restos de comida de entre los dientes.

- **Enjuague Bucal**: Informar a los padres sobre el uso adecuado de los enjuagues bucales para niños, que pueden ayudar a prevenir la caries y las enfermedades de las encías.

    o **Elección del Enjuague Bucal**: Recomendar el uso de enjuagues bucales sin alcohol y con flúor, adecuados para la edad del niño.

    o **Uso del Enjuague Bucal**: Enseñar a los padres cómo utilizar el enjuague bucal, incluyendo la cantidad adecuada y la frecuencia de uso.

Guía para una Dieta Saludable

- **Importancia de una Dieta Saludable**: Explicar a los padres la importancia de una dieta equilibrada para la salud bucal y general de sus hijos. Una dieta saludable puede ayudar a prevenir la caries dental y otras enfermedades.

    o **Alimentos Saludables**: Recomendar el consumo de alimentos ricos en nutrientes, como frutas, verduras, granos enteros, proteínas magras y productos lácteos.

    o **Limitación de Azúcares**: Aconsejar a los padres que limiten el consumo de azúcares y alimentos ricos en carbohidratos fermentables, que pueden contribuir a la caries dental.

- **Consejos Dietéticos Específicos**: Proporcionar consejos específicos sobre la elección de alimentos y bebidas que promuevan la salud bucal y eviten la caries.

    o **Evitar Bebidas Azucaradas**: Aconsejar a los padres que eviten las bebidas azucaradas, como refrescos y jugos, y que fomenten el consumo de agua y leche.

    o **Snacks Saludables**: Recomendar snacks saludables, como frutas y verduras, que no solo son buenos para la salud general, sino que también ayudan a limpiar los dientes y a estimular la producción de saliva.

- **Educación sobre los Riesgos de la Dieta**: Informar a los padres sobre los riesgos de una dieta alta en azúcares y carbohidratos fermentables, y cómo estos pueden contribuir a la caries dental y a otros problemas de salud bucal .

- o **Riesgos de los Azúcares**: Explicar cómo los azúcares y los carbohidratos fermentables pueden ser metabolizados por las bacterias de la boca para producir ácidos que desmineralizan el esmalte dental.

- o **Consecuencias de una Dieta Poco Saludable**: Discutir las posibles consecuencias de una dieta poco saludable, como la caries dental, la enfermedad de las encías y otros problemas de salud general.

3. Guías para la Prevención y el Manejo de Emergencias Dentales

Guía para la Prevención de Traumas Dentales

- **Uso de Protectores Bucales**: Explicar la importancia del uso de protectores bucales durante las actividades deportivas para prevenir los traumas dentales.

  - o **Tipos de Protectores Bucales**: Describir los diferentes tipos de protectores bucales disponibles, incluyendo los protectores personalizados y los prefabricados, y sus beneficios .

  - o **Cuidado de los Protectores Bucales**: Proporcionar instrucciones sobre cómo cuidar y limpiar los protectores bucales para asegurar su efectividad y durabilidad .

- **Prevención de Accidentes en el Hogar**: Proporcionar consejos sobre cómo prevenir los accidentes dentales en el hogar, como asegurar muebles y eliminar riesgos de tropiezos.
  - **Seguridad en el Hogar**: Recomendar la implementación de medidas de seguridad en el hogar, como el uso de protectores para las esquinas de los muebles y la instalación de puertas de seguridad para niños.
  - **Educación sobre la Prevención de Accidentes**: Enseñar a los niños sobre la importancia de la seguridad y cómo evitar comportamientos que puedan resultar en accidentes dentales.
- **Educación sobre la Seguridad**: Informar a los padres sobre la importancia de la educación en seguridad para sus hijos, incluyendo el uso de cascos y otros equipos de protección durante las actividades recreativas.
  - **Equipos de Protección**: Describir los equipos de protección adecuados para diferentes actividades, como el ciclismo, el patinaje y los deportes de contacto.
  - **Enseñanza de la Seguridad**: Proporcionar consejos sobre cómo enseñar a los niños la importancia de la seguridad y el uso adecuado de los equipos de protección.

Guía para el Manejo de Emergencias Dentales

- **Primeros Auxilios para Dientes Fracturados**: Proporcionar instrucciones sobre cómo manejar un diente fracturado, incluyendo la limpieza de la zona afectada, la aplicación de compresas frías y la búsqueda de atención dental de emergencia.

- o **Limpieza de la Zona Afectada**: Instruir a los padres sobre cómo enjuagar la boca con agua tibia para limpiar la zona afectada y aplicar una compresa de gasa para detener el sangrado.

- o **Aplicación de Compresas Frías**: Aconsejar sobre la aplicación de compresas frías en la cara para reducir la hinchazón y el dolor.

- o **Búsqueda de Atención de Emergencia**: Recomendar que busquen atención dental de emergencia lo antes posible para evaluar y tratar el diente fracturado.

- **Manejo de Dientes Avulsionados**: Explicar cómo manejar un diente avulsionado, incluyendo la reimplantación del diente si es posible y la búsqueda inmediata de atención dental.

  - o **Reimplantación del Diente**: Instruir a los padres sobre cómo enjuagar suavemente el diente con agua, sin frotar ni utilizar jabón, y reimplantarlo en el alvéolo si es posible.

  - o **Transporte del Diente**: Proporcionar instrucciones sobre cómo transportar el diente en un medio adecuado, como leche o solución salina, si no se puede reimplantar de inmediato.

  - o **Atención Dental de Emergencia**: Recomendar que busquen atención dental de emergencia de inmediato para asegurar la mejor posibilidad de éxito en la reimplantación del diente.

- **Tratamiento de Lesiones en los Tejidos Blandos:** Proporcionar instrucciones sobre cómo manejar cortes y laceraciones en la boca, incluyendo la limpieza de la herida, la aplicación de compresas frías y la búsqueda de atención médica si es necesario.

    o **Limpieza de la Herida:** Instruir sobre cómo enjuagar la boca con agua tibia para limpiar la herida y aplicar una compresa de gasa para detener el sangrado.

    o **Aplicación de Compresas Frías:** Recomendar la aplicación de compresas frías en la cara para reducir la hinchazón y el dolor.

    o **Búsqueda de Atención Médica:** Aconsejar que busquen atención médica si el sangrado no se detiene o si la herida es profunda y requiere sutura.

4. Guías para el Cuidado Dental de Niños con Necesidades Especiales

Adaptaciones en la Higiene Bucal

- **Técnicas de Higiene Bucal Adaptadas:** Proporcionar instrucciones sobre técnicas de higiene bucal adaptadas para niños con necesidades especiales, que pueden incluir el uso de cepillos de dientes especiales y dispositivos de apoyo.

    o **Cepillos de Dientes Especiales:** Recomendar el uso de cepillos de dientes adaptados, como cepillos de mango largo o cepillos eléctricos, que faciliten el cepillado para los niños con discapacidades físicas.

- **Dispositivos de Apoyo**: Proporcionar información sobre dispositivos de apoyo, como sujetadores de cepillos y adaptaciones para el hilo dental, que pueden ayudar a los niños con limitaciones motoras a mantener una buena higiene bucal.

- **Consejos para los Padres y Cuidadores**: Proporcionar consejos específicos para los padres y cuidadores sobre cómo asistir a los niños con necesidades especiales en la higiene bucal y cómo crear una rutina de cuidado dental que sea efectiva y sostenible.

  - **Asistencia en el Cepillado**: Instruir a los padres sobre cómo asistir a sus hijos en el cepillado de dientes, incluyendo técnicas para posicionarse y ayudar a los niños a limpiar todas las áreas de la boca.

  - **Establecimiento de Rutinas**: Recomendar la creación de rutinas diarias de cuidado dental que incluyan el cepillado y el uso del hilo dental, y proporcionar consejos sobre cómo hacer que estas rutinas sean agradables y manejables para los niños con necesidades especiales.

- **Prevención de Problemas Dentales**: Proporcionar educación sobre la prevención de problemas dentales comunes en niños con necesidades especiales, como la caries dental y la enfermedad de las encías, y cómo manejar los factores de riesgo específicos.

- **Dietas Adaptadas**: Aconsejar sobre la adaptación de la dieta para reducir el riesgo de caries, incluyendo la limitación de los alimentos y bebidas azucarados.

- **Terapias Preventivas**: Recomendar terapias preventivas, como la aplicación de flúor y selladores dentales, que pueden ayudar a proteger los dientes de los niños con necesidades especiales y prevenir la caries dental.

Acceso a Servicios Dentales

- **Información sobre Servicios Dentales**: Proporcionar información sobre los servicios dentales disponibles para niños con necesidades especiales, incluyendo clínicas especializadas y programas de asistencia.

  - **Clínicas Especializadas**: Recomendar clínicas y servicios dentales que se especializan en el cuidado de niños con necesidades especiales y que pueden proporcionar la atención adecuada y adaptada.

  - **Programas de Asistencia**: Proporcionar información sobre programas de asistencia y recursos que pueden ayudar a las familias a acceder a la atención dental para sus hijos con necesidades especiales.

- **Preparación para Visitas al Dentista**: Proporcionar consejos sobre cómo preparar a los niños con necesidades especiales para las visitas al dentista, incluyendo la desensibilización y la creación de un ambiente de apoyo.
  - **Desensibilización**: Recomendar técnicas de desensibilización que incluyan visitas cortas y frecuentes al dentista para que el niño se familiarice con el entorno y el personal.
  - **Ambiente de Apoyo**: Aconsejar sobre cómo crear un ambiente de apoyo en la clínica dental, que incluya la comunicación con el personal sobre las necesidades específicas del niño y la provisión de un entorno tranquilo y acogedor.
- **Manejo de la Ansiedad y el Comportamiento**: Proporcionar estrategias para manejar la ansiedad y el comportamiento durante las visitas al dentista, que pueden incluir el uso de técnicas de relajación y la sedación si es necesario.
  - **Técnicas de Relajación**: Recomendar el uso de técnicas de relajación, como la respiración profunda y la visualización, para ayudar a los niños a manejar la ansiedad durante las visitas al dentista.
  - **Sedación y Anestesia**: Proporcionar información sobre el uso de la sedación y la anestesia en niños con necesidades especiales, y cómo estas técnicas pueden ayudar a manejar la ansiedad y

el comportamiento durante los tratamientos dentales.

Las guías y protocolos son recursos esenciales en la odontología pediátrica que proporcionan una base sólida para la práctica clínica y la educación de los padres y cuidadores. Al seguir los protocolos de tratamiento basados en la evidencia y proporcionar guías claras y prácticas, los profesionales dentales pueden asegurar que los niños reciban una atención dental de alta calidad y que se promueva una buena salud bucal a largo plazo.

Estos recursos no solo mejoran la calidad de la atención y los resultados clínicos, sino que también fortalecen la relación entre los profesionales dentales y las familias, fomentando la confianza y la cooperación en el cuidado de la salud bucal de los niños.

Capítulo 17:

Recursos para Profesionales

Herramientas Educativas y de Formación

1. Importancia de la Formación Continua en la Odontología Pediátrica

La odontología pediátrica es un campo en constante evolución, con nuevas investigaciones, tecnologías y métodos de tratamiento emergentes regularmente. La formación continua es esencial para que los profesionales se mantengan actualizados con los últimos avances y prácticas basadas en la evidencia. Esto no solo mejora la calidad de la atención proporcionada a los pacientes, sino que también fomenta el desarrollo profesional y el compromiso con la excelencia en la práctica dental.

2. Tipos de Herramientas Educativas y de Formación

Cursos y Talleres de Formación

- **Cursos Presenciales y Online**: Los cursos de formación, tanto presenciales como en línea, ofrecen a los profesionales la oportunidad de aprender nuevas habilidades y conocimientos de manera estructurada. Estos cursos pueden variar en duración y profundidad, desde sesiones de un solo día hasta programas extensivos de varias semanas.

    o **Cursos de Especialización**: Proporcionan formación en áreas específicas de la odontología pediátrica, como la ortodoncia infantil, el manejo del comportamiento y la sedación pediátrica.

- Cursos de Actualización: Enfocados en las últimas tendencias y avances en la odontología pediátrica, incluyendo nuevas tecnologías y métodos de tratamiento.

- Cursos de Certificación: Ofrecen la oportunidad de obtener certificaciones en competencias específicas, como el manejo de emergencias dentales y la administración de sedación .

* **Talleres Prácticos**: Los talleres prácticos permiten a los profesionales adquirir experiencia práctica en nuevas técnicas y procedimientos. Estos talleres suelen ser interactivos y están diseñados para proporcionar habilidades prácticas que se pueden aplicar directamente en la clínica .

  - Simulación Clínica: Utiliza modelos y simulaciones para enseñar técnicas avanzadas, como la reanimación cardiopulmonar (RCP) y la gestión de emergencias médicas en el consultorio dental.

  - Demostraciones en Vivo: Ofrecen la oportunidad de observar y practicar procedimientos clínicos en un entorno controlado, con la supervisión de expertos.

Webinars y Conferencias Online

* **Webinars en Vivo y Grabados**: Los webinars son una herramienta valiosa para la formación continua, permitiendo a los profesionales aprender de expertos en tiempo real o a su propio ritmo mediante grabaciones. Los webinars pueden cubrir una amplia gama de temas,

desde la actualización de conocimientos clínicos hasta la gestión de la práctica dental .

- o **Temas de Actualización Clínica**: Incluyen presentaciones sobre nuevos tratamientos, investigaciones recientes y prácticas basadas en la evidencia.

- o **Gestión de la Clínica Dental**: Ofrecen formación en temas como la gestión financiera, la estrategia de marketing y la mejora de la eficiencia operativa.

- **Conferencias Virtuales**: Las conferencias virtuales permiten a los profesionales asistir a presentaciones y sesiones de networking sin necesidad de viajar. Estas conferencias suelen ofrecer una combinación de charlas, paneles de discusión y talleres interactivos .

  - o **Sesiones de Networking**: Proporcionan oportunidades para interactuar con otros profesionales y expertos en el campo, compartir experiencias y establecer conexiones valiosas.

  - o **Acceso a Contenidos**: Permiten el acceso a una amplia gama de contenidos educativos, incluyendo presentaciones, documentos de investigación y recursos descargables .

Plataformas de e-Learning y Recursos Digitales

- **Plataformas de e-Learning**: Las plataformas de e-learning ofrecen acceso a cursos y materiales educativos en línea, permitiendo a los profesionales aprender a su propio ritmo y desde cualquier lugar. Estas plataformas suelen incluir una combinación de contenido escrito, videos y evaluaciones interactivas .

- **Coursera y edX**: Ofrecen cursos de universidades e instituciones de prestigio en una variedad de temas relevantes para la odontología pediátrica.

- **Khan Academy**: Proporciona recursos educativos gratuitos, incluyendo videos y ejercicios prácticos sobre temas relacionados con la salud y la medicina .

• **Recursos Digitales**: Los recursos digitales, como libros electrónicos, artículos de revistas y videos educativos, son una fuente valiosa de información y aprendizaje continuo. Estos recursos pueden estar disponibles a través de bibliotecas digitales, sitios web especializados y aplicaciones móviles .

- **Acceso a Revistas Especializadas**: Permiten la lectura de artículos de investigación y revisiones de literatura sobre los últimos avances en la odontología pediátrica.

- **Bibliotecas Digitales**: Ofrecen acceso a una amplia gama de libros electrónicos y recursos de referencia en la odontología y otras áreas de la salud .

Redes Profesionales y Comunidades de Práctica

• **Redes Profesionales**: Las redes profesionales proporcionan oportunidades para la colaboración y el intercambio de conocimientos entre colegas. Estas redes pueden incluir asociaciones profesionales, grupos de interés y foros de discusión en línea.

- **Asociaciones Profesionales**: Ofrecen acceso a recursos educativos, eventos de networking y oportunidades de formación continua.

- **Grupos de Interés**: Permiten a los profesionales conectarse con colegas que comparten intereses similares y discutir temas de interés común.

- **Comunidades de Práctica**: Las comunidades de práctica son grupos de profesionales que se reúnen regularmente para compartir experiencias y aprender unos de otros. Estas comunidades pueden ser formales o informales y pueden centrarse en temas específicos o en la práctica dental en general.

  - **Grupos de Estudio**: Proporcionan un entorno para la discusión y el aprendizaje colaborativo sobre temas clínicos y de gestión.

  - **Foros en Línea**: Ofrecen una plataforma para la discusión y el intercambio de información entre profesionales de todo el mundo.

3. Plataformas y Recursos para la Educación Continua

American Academy of Pediatric Dentistry (AAPD)

- **AAPD Online Learning**: La AAPD ofrece una plataforma de aprendizaje en línea que proporciona acceso a cursos, webinars y recursos educativos diseñados específicamente para profesionales en la odontología pediátrica.

- o **Cursos de Formación Continua**: Ofrecen una amplia gama de cursos en línea sobre temas clínicos y de gestión, que pueden contar para créditos de educación continua.

- o **Webinars y Seminarios**: Proporcionan acceso a webinars y seminarios en línea que cubren temas relevantes y actualizados en la odontología pediátrica.

- o **Recursos Educativos**: Incluyen guías clínicas, artículos de investigación y materiales de referencia para apoyar el aprendizaje continuo .

Dental XP

- **Dental XP**: Es una plataforma educativa en línea que ofrece una amplia gama de recursos para los profesionales dentales, incluidos videos educativos, casos clínicos y cursos de formación continua .

  - o **Videos Educativos**: Proporcionan acceso a videos de alta calidad sobre técnicas clínicas avanzadas, presentados por expertos en el campo.

  - o **Casos Clínicos**: Ofrecen análisis detallados de casos clínicos que ilustran las mejores prácticas y las técnicas innovadoras en la odontología pediátrica.

  - o **Cursos y Webinars**: Ofrecen cursos y webinars que cubren una variedad de temas clínicos y de gestión, con la posibilidad de obtener créditos de educación continua.

Coursera y edX

- **Coursera y edX**: Estas plataformas de aprendizaje en línea ofrecen cursos y programas de certificación de universidades e instituciones de renombre en una variedad de temas relevantes para la odontología pediátrica y la gestión de la práctica dental.

    o **Cursos Universitarios**: Proporcionan acceso a cursos universitarios sobre temas como la salud pública, la gestión de la práctica y la ciencia dental.

    o **Programas de Certificación**: Ofrecen programas de certificación en áreas como la gestión de la salud, la innovación en la práctica dental y la tecnología médica.

    o **Recursos Gratuitos y Pagados**: Ofrecen una combinación de recursos gratuitos y pagados, permitiendo a los profesionales acceder a contenido educativo de alta calidad a un costo asequible.

Dental Podcasts

- **Dental Podcasts**: Los podcasts son una forma accesible y conveniente de mantenerse actualizado con los últimos desarrollos en la odontología pediátrica y otros temas relacionados. Estos podcasts suelen ser presentados por expertos y ofrecen discusiones informativas y entrevistas sobre una variedad de temas.

    o **Podcast de la AAPD**: Ofrece episodios que cubren una amplia gama de temas relevantes para la odontología pediátrica, incluyendo técnicas clínicas, gestión de la práctica y desarrollo profesional.

- o **Dental Clinical Companion**: Proporciona entrevistas con expertos y líderes en la odontología, que discuten los últimos avances y tendencias en la práctica dental.

- o **Dental Hacks Podcast**: Ofrece discusiones sobre temas clínicos y de gestión, con un enfoque en la innovación y las mejores prácticas en la odontología.

Enlaces a Recursos y Literatura Especializada

1. Recursos en Línea para Profesionales

Sitios Web de Asociaciones Profesionales

- **American Academy of Pediatric Dentistry (AAPD)**: La AAPD ofrece una amplia gama de recursos educativos y de formación continua para los profesionales de la odontología pediátrica. El sitio web proporciona acceso a guías clínicas, webinars y cursos de formación .
    - **Enlace:** AAPD

- **American Dental Association (ADA)**: La ADA proporciona recursos educativos y de formación para los profesionales dentales, incluyendo guías clínicas, artículos de investigación y herramientas de gestión de la práctica .
    - **Enlace:** ADA

- **International Association of Paediatric Dentistry (IAPD)**: La IAPD ofrece recursos educativos y oportunidades de formación para los profesionales de la odontología pediátrica a nivel internacional. El sitio web proporciona acceso a conferencias, publicaciones y herramientas de práctica .
    - **Enlace:** IAPD

Plataformas Educativas y de e-Learning

- **Coursera**: Ofrece cursos y programas de certificación de universidades de renombre en una variedad de temas relevantes para la odontología pediátrica y la gestión de la práctica dental .

- Enlace: Coursera

- **edX**: Proporciona acceso a cursos universitarios y programas de certificación en temas relacionados con la salud pública, la gestión de la salud y la odontología.

  - Enlace: edX

- **Dental XP**: Ofrece una amplia gama de recursos educativos, incluidos videos, casos clínicos y cursos de formación continua para los profesionales dentales.

  - Enlace: Dental XP

Recursos Digitales y Bibliotecas en Línea

- **PubMed**: PubMed es una base de datos de artículos de investigación y revisiones de literatura en el campo de la medicina y la odontología. Es un recurso esencial para acceder a la literatura científica y mantenerse al día con los últimos avances en la odontología pediátrica.

  - Enlace: PubMed

- **Google Scholar**: Google Scholar permite buscar artículos de investigación, tesis, libros y patentes en una amplia gama de disciplinas, incluyendo la odontología pediátrica.

  - Enlace: Google Scholar

- **Cochrane Library**: La Cochrane Library ofrece revisiones sistemáticas y metanálisis sobre temas de salud, incluyendo la odontología. Es una fuente confiable de evidencia para apoyar la toma de decisiones clínicas.

  - Enlace: Cochrane Library

2. Literatura Especializada en Odontología Pediátrica

Libros y Manuales de Referencia

- **Pediatric Dentistry: Infancy through Adolescence** de Casamassimo, P. S., et al.: Este libro es una referencia completa sobre la odontología pediátrica, que cubre una amplia gama de temas, desde el desarrollo dental y la prevención de enfermedades hasta el manejo de condiciones dentales complejas.
    - **Enlace**: Pediatric Dentistry: Infancy through Adolescence

- **Dentistry for the Child and Adolescent** de McDonald, R. E., & Avery, D. R.: Este manual ofrece una guía detallada sobre la odontología pediátrica, con un enfoque en la práctica clínica y el manejo de problemas dentales comunes en los niños.
    - **Enlace**: Dentistry for the Child and Adolescent

- **Behavior Management in Dentistry for Children** de Wright, G. Z., et al.: Este libro proporciona una guía completa sobre el manejo del comportamiento en la odontología pediátrica, incluyendo técnicas no farmacológicas y farmacológicas para manejar la ansiedad y el comportamiento de los niños durante el tratamiento dental.
    - **Enlace**: Behavior Management in Dentistry for Children

Revistas y Publicaciones Especializadas

- **Journal of the American Dental Association (JADA):** JADA es una de las principales revistas en el campo de la odontología, que publica artículos de investigación, revisiones y estudios de caso sobre una amplia gama de temas, incluyendo la odontología pediátrica.

    o **Enlace:** JADA

- **Pediatric Dentistry:** La revista *Pediatric Dentistry* publica investigaciones originales, revisiones de literatura y artículos sobre la práctica clínica en la odontología pediátrica. Es una fuente valiosa de información para los profesionales que buscan mantenerse al día con los últimos avances en el campo.

    o **Enlace:** Pediatric Dentistry

- **International Journal of Paediatric Dentistry:** Esta revista publica artículos de investigación y revisiones sobre la odontología pediátrica a nivel internacional, con un enfoque en la práctica clínica y la investigación aplicada.

    o **Enlace:** International Journal of Paediatric Dentistry

Documentos de Guías y Protocolos

- **Clinical Practice Guidelines for Pediatric Dentistry** de la AAPD: Estas guías proporcionan recomendaciones basadas en la evidencia para la práctica clínica en la odontología pediátrica, incluyendo protocolos de tratamiento y manejo de diversas condiciones dentales en los niños.

- **Enlace:** AAPD Guidelines
- **Guidelines for Sedation and Anesthesia in Pediatric Dentistry** de la ADA: Estas guías ofrecen recomendaciones para el uso seguro y efectivo de la sedación y la anestesia en la odontología pediátrica, incluyendo las mejores prácticas para la administración y el monitoreo.
  - **Enlace:** ADA Sedation Guidelines
- **Cochrane Reviews on Pediatric Dentistry:** La Cochrane Library ofrece revisiones sistemáticas sobre una variedad de temas en la odontología pediátrica, proporcionando una evaluación crítica de la evidencia disponible para apoyar la toma de decisiones clínicas.
  - **Enlace:** Cochrane Reviews

Los recursos para profesionales en la odontología pediátrica son esenciales para asegurar una práctica clínica de alta calidad y basada en la evidencia. La formación continua, el acceso a herramientas educativas y de formación, y la disponibilidad de literatura especializada y recursos en línea son fundamentales para el desarrollo profesional y la mejora continua de la atención dental en los niños.

Estos recursos no solo mejoran la calidad de la atención y los resultados clínicos, sino que también fortalecen la capacidad de los profesionales para mantenerse al día con los avances y tendencias en la odontología pediátrica. Al utilizar estos recursos, los profesionales pueden asegurar que están proporcionando la mejor atención posible a sus pacientes y contribuyendo al avance del campo de la odontología pediátrica.

Conclusión

- *Reflexiones Finales*

La odontología pediátrica es una disciplina compleja y multifacética que va más allá de la mera atención dental. Implica una comprensión profunda de los aspectos físicos, emocionales y sociales del desarrollo infantil, así como un compromiso con la educación y la prevención para fomentar una salud bucal óptima desde la infancia hasta la adolescencia. "Manejo Dental de Niños Extraordinarios: Cuidando Sonrisas" ha explorado estas dimensiones a lo largo de sus capítulos, proporcionando una guía integral para los profesionales de la salud dental, padres y cuidadores.

Importancia de la Odontología Pediátrica

La importancia de la odontología pediátrica no puede subestimarse. Es la primera línea de defensa en la promoción de la salud bucal y en la prevención de enfermedades dentales que pueden tener un impacto significativo en la salud general y el bienestar de los niños. La educación temprana y la prevención son los pilares fundamentales de esta especialidad. A través de estrategias preventivas, como la educación sobre la higiene bucal, la dieta saludable y las visitas regulares al dentista, los profesionales de la odontología pediátrica pueden ayudar a los niños a desarrollar hábitos saludables que perduren toda la vida.

Comprendiendo a los Niños Extraordinarios

La primera parte del libro, "Comprendiendo a los Niños Extraordinarios", ha destacado la necesidad de un enfoque personalizado en la atención dental infantil. Los niños no son simplemente adultos pequeños; tienen sus propias características y necesidades que deben ser abordadas de manera específica. La comprensión de las diversas etapas del desarrollo infantil y su impacto en la salud bucal es crucial para proporcionar una atención efectiva y compasiva. Además, se ha subrayado la importancia de adaptar la atención dental para los niños con necesidades especiales, asegurando que reciban el cuidado adecuado y accesible que merecen.

Estrategias de Manejo en la Clínica Dental

La segunda parte del libro ha proporcionado una guía práctica para la gestión del entorno clínico y las interacciones con los pacientes. Desde el diseño de la clínica para que sea amigable y acogedora hasta las técnicas de comunicación efectiva con los niños y sus padres, se han presentado estrategias para mejorar la experiencia dental y fomentar una relación positiva con la atención dental. Las técnicas de manejo del comportamiento, tanto no farmacológicas como farmacológicas, son herramientas esenciales para ayudar a los niños a sentirse seguros y cómodos durante los procedimientos dentales.

Procedimientos Dentales y Emergencias

La atención a los procedimientos comunes en la odontología pediátrica, así como la gestión de emergencias dentales, ha sido un enfoque crucial en el libro. La profilaxis, la fluoruración y los tratamientos restaurativos son componentes básicos de la práctica dental pediátrica que requieren una ejecución cuidadosa y un seguimiento adecuado. Además, la preparación para manejar emergencias dentales es fundamental para asegurar la seguridad y el bienestar de los pacientes jóvenes.

Marketing y Gestión de una Clínica Pediátrica

La tercera parte del libro ha abordado el marketing y la gestión de una clínica dental pediátrica, aspectos vitales para el éxito y la sostenibilidad de la práctica. La implementación de estrategias de marketing efectivas, la fidelización de pacientes y la gestión eficiente de la clínica son elementos clave para atraer y retener pacientes, así como para proporcionar una atención de alta calidad. La ética y la responsabilidad social también han sido temas destacados, subrayando la importancia de la integridad profesional y el compromiso con la comunidad.

Casos Prácticos y Estudios de Caso

La cuarta parte del libro ha presentado casos prácticos y estudios de caso que ilustran los desafíos y las soluciones en la odontología pediátrica. Estos casos proporcionan una valiosa oportunidad de aprendizaje, permitiendo a los profesionales reflexionar sobre sus propias prácticas y aplicar las lecciones aprendidas para mejorar la atención dental. Las reflexiones sobre la experiencia clínica y las mejores prácticas son esenciales para el desarrollo profesional continuo y para la mejora constante de la calidad de la atención.

Recursos Adicionales

La quinta y última parte del libro ha ofrecido una colección de recursos adicionales que pueden ser útiles para los profesionales de la salud dental. Las guías y protocolos de tratamiento proporcionan una base sólida para la práctica clínica, mientras que los recursos educativos y de formación ayudan a los profesionales a mantenerse actualizados sobre los últimos avances en la odontología pediátrica. La formación continua y el acceso a recursos de calidad son fundamentales para el desarrollo profesional y para la mejora de la práctica dental.

Visión de Futuro en la Odontología Pediátrica

Innovaciones Tecnológicas

El futuro de la odontología pediátrica está lleno de posibilidades emocionantes, impulsadas por avances tecnológicos y nuevas investigaciones. Las innovaciones en tecnologías dentales, como la impresión 3D, la inteligencia artificial y las nuevas técnicas de imagen, están transformando la forma en que los profesionales abordan el diagnóstico y el tratamiento. Estas tecnologías no solo mejoran la precisión y la eficacia de los tratamientos, sino que también pueden hacer que la experiencia dental sea más cómoda y menos intimidante para los niños.

Enfoque Personalizado

El enfoque personalizado en la atención dental continuará siendo una tendencia importante en el futuro. La comprensión de las necesidades individuales de cada niño y la adaptación de los tratamientos en consecuencia es fundamental para proporcionar una atención de alta calidad. La investigación en genética y biotecnología también está abriendo nuevas puertas para la personalización del tratamiento dental, permitiendo a los profesionales desarrollar planes de tratamiento específicos para cada paciente.

Educación y Prevención

La educación y la prevención seguirán siendo pilares fundamentales de la odontología pediátrica. La promoción de la salud bucal desde una edad temprana y la educación continua sobre la importancia de la higiene bucal y la dieta saludable son esenciales para prevenir enfermedades dentales. Los programas comunitarios y las iniciativas de salud pública desempeñarán un papel crucial en la promoción de la salud bucal y en la reducción de las disparidades en el acceso a la atención dental.

Colaboración Interdisciplinaria

La colaboración interdisciplinaria es otro aspecto clave del futuro de la odontología pediátrica. Trabajar en conjunto con otros profesionales de la salud, como pediatras, psicólogos y terapeutas ocupacionales, puede proporcionar un enfoque más holístico y comprensivo para el cuidado de los niños. Esta colaboración puede mejorar la calidad de la atención y asegurar que se aborden todas las necesidades del niño de manera integral.

Ética y Responsabilidad Social

La ética y la responsabilidad social seguirán siendo componentes esenciales de la práctica dental pediátrica. Los profesionales de la salud dental tienen la responsabilidad de proporcionar una atención ética y equitativa, respetando la autonomía del paciente y promoviendo el bienestar de la comunidad. La participación en programas de educación y prevención comunitaria y el compromiso con la responsabilidad social son fundamentales para construir una práctica dental que no solo sea exitosa, sino también beneficiosa para la sociedad en general.

Investigación y Desarrollo

La investigación y el desarrollo en la odontología pediátrica son fundamentales para el avance de la especialidad. Los estudios clínicos y la investigación en nuevas tecnologías y técnicas de tratamiento pueden proporcionar información valiosa que puede ser utilizada para mejorar la práctica clínica y los resultados de los pacientes. El apoyo a la investigación y el compromiso con la innovación son esenciales para asegurar que la odontología pediátrica continúe evolucionando y proporcionando la mejor atención posible.

Formación Continua

La formación continua es un aspecto crucial para el desarrollo profesional de los odontólogos pediátricos. La asistencia a conferencias, talleres y cursos de formación avanzada puede ayudar a los profesionales a mantenerse actualizados sobre los últimos avances y a mejorar sus habilidades clínicas. La inversión en educación y formación no solo beneficia a los profesionales, sino que también contribuye a mejorar la calidad de la atención dental que se brinda a los niños.

Inclusión y Accesibilidad

La inclusión y la accesibilidad son principios fundamentales que deben guiar la práctica de la odontología pediátrica. Es esencial que las clínicas dentales sean lugares acogedores y accesibles para todos los niños, independientemente de sus capacidades o necesidades especiales. La eliminación de barreras físicas, la adaptación de los procedimientos y la capacitación del personal en la atención a niños con necesidades especiales son componentes clave para asegurar que todos los niños reciban la atención dental que necesitan.

Participación de los Padres y Cuidadores

La participación activa de los padres y cuidadores es crucial para el éxito de la atención dental pediátrica. La educación y el empoderamiento de los padres pueden ayudar a asegurar que los niños desarrollen buenos hábitos de higiene bucal y que se sientan apoyados en su cuidado dental. La comunicación abierta y la colaboración con los padres son esenciales para construir una relación de confianza y para proporcionar una atención integral y efectiva.

En "Manejo Dental de Niños Extraordinarios: Cuidando Sonrisas", se ha explorado de manera exhaustiva la importancia de la odontología pediátrica y se ha ofrecido una guía completa para el cuidado dental de los niños. Desde la comprensión de las necesidades únicas de los niños hasta la implementación de estrategias efectivas para la gestión y el marketing de una clínica dental, este libro proporciona las herramientas y el conocimiento necesarios para mejorar la salud bucal de los niños y fomentar una relación positiva y duradera con la atención dental. La salud bucal de los niños es un componente esencial de su bienestar general, y la odontología pediátrica desempeña un papel crucial en la promoción de una salud bucal óptima a lo largo de la vida.

Apéndices

• Glosario de Términos

En el contexto de la odontología pediátrica y la gestión de la salud bucal infantil, es fundamental tener un conocimiento claro de los términos clave que se utilizan. Este glosario está diseñado para proporcionar definiciones precisas y accesibles de los términos más relevantes y técnicos que aparecen en el campo de la odontología pediátrica, así como en la gestión y marketing de clínicas dentales. El objetivo es facilitar la comprensión y el uso correcto de estos términos tanto para profesionales de la salud dental como para padres, cuidadores y educadores interesados en la salud bucal de los niños.

A

Absceso Dental: Acumulación de pus causada por una infección bacteriana en el diente o las encías. Los abscesos pueden ser muy dolorosos y requerir tratamiento inmediato para evitar complicaciones graves.

Agenesia Dental: Ausencia congénita de uno o más dientes. Es una condición que puede afectar tanto los dientes temporales como los permanentes y a menudo requiere tratamiento ortodóntico o protésico.

Aparato de Retención: Dispositivo utilizado para mantener los dientes en su posición correcta después de un tratamiento ortodóntico. Los aparatos de retención pueden ser removibles o fijos y son esenciales para prevenir la recidiva de la maloclusión.

Aparato Ortodóntico: Dispositivo utilizado para corregir la alineación de los dientes y la mandíbula. Los aparatos ortodónticos pueden ser fijos, como los brackets, o removibles, como los alineadores.

Atrición Dental: Desgaste de los dientes causado por el contacto directo entre ellos, a menudo debido al bruxismo o a una mordida anormal.

B

Brackets: Elementos de los aparatos ortodónticos que se adhieren a los dientes y sirven como puntos de anclaje para los arcos que aplican fuerza para mover los dientes a la posición deseada.

Bruxismo: Hábitos parafuncionales de apretar o rechinar los dientes, generalmente de manera inconsciente, que puede llevar a un desgaste dental significativo y a problemas en la articulación temporomandibular.

Bucodental: Relativo a la boca y los dientes. La salud bucodental es fundamental para el bienestar general y abarca la prevención y el tratamiento de enfermedades bucales y dentales.

C

Caries Dental: Enfermedad infecciosa causada por bacterias que descomponen los tejidos duros del diente, como el esmalte y la dentina. La caries es una de las enfermedades más comunes en los niños y puede causar dolor, infecciones y pérdida de dientes si no se trata adecuadamente.

Cepillado Dental: Técnica de higiene bucal que implica el uso de un cepillo de dientes para eliminar la placa y los restos de comida de los dientes y las encías. Es una práctica fundamental para la prevención de caries y enfermedades periodontales.

Cifosis: Curvatura anormal de la columna vertebral que puede influir en la postura y la masticación. En la odontología pediátrica, puede ser relevante considerar cómo la postura afecta la función bucal y la salud dental.

Cinta de Ortodoncia: Banda elástica utilizada en los tratamientos ortodónticos para aplicar presión y mover los dientes a la posición deseada.

Cita de Control: Visita regular al dentista para monitorear la salud bucal y asegurar el correcto progreso del tratamiento dental. Las citas de control son esenciales para la detección temprana y la prevención de problemas dentales.

D

Dentición: Proceso de desarrollo y erupción de los dientes. Incluye la dentición primaria (dientes de leche) y la dentición permanente (dientes adultos).

Dentina: Tejido duro que se encuentra debajo del esmalte dental y forma la mayor parte del diente. La dentina es más sensible que el esmalte y puede causar dolor si se expone debido a caries o desgaste.

Dientes Temporales: También conocidos como dientes de leche, son los primeros dientes que aparecen en la boca de un niño y eventualmente son reemplazados por dientes permanentes.

Displasia: Anomalía en el desarrollo de los tejidos dentales, que puede afectar la forma, el tamaño y la estructura de los dientes.

Dispositivo de Expansión Palatina: Aparato ortodóntico utilizado para ensanchar el paladar y crear espacio adicional para los dientes permanentes.

E

Erosión Dental: Desgaste de los dientes causado por la exposición a ácidos, a menudo debido a la dieta o a condiciones médicas como el reflujo gastroesofágico.

Esmalte Dental: La capa externa y más dura del diente, que protege las estructuras internas contra el desgaste y las caries. El esmalte es el tejido más mineralizado del cuerpo humano.

Exfoliación Dental: Proceso natural de pérdida de los dientes de leche, que son reemplazados por dientes permanentes.

Extracción Dental: Procedimiento quirúrgico para remover un diente de su alvéolo en el hueso. Puede ser necesario debido a caries, infecciones, traumatismos o problemas ortodónticos.

Expectoración: Expulsión de saliva, moco u otras sustancias de la boca. Es una acción común durante los procedimientos dentales para limpiar la cavidad bucal.

F

Férula Dental: Dispositivo removible utilizado para proteger los dientes y las encías, especialmente en casos de bruxismo o después de tratamientos ortodónticos.

Fluoruración: Aplicación de flúor para fortalecer el esmalte dental y prevenir la caries. La fluoruración puede realizarse a través de pastas dentales, enjuagues bucales o tratamientos profesionales en el consultorio dental.

Frenillo: Tejido muscular que conecta los labios o la lengua con la mandíbula o el paladar. Puede ser objeto de procedimientos quirúrgicos como la frenectomía para corregir problemas de movilidad o de habla.

Frenectomía: Procedimiento quirúrgico para eliminar o modificar el frenillo, generalmente para mejorar la movilidad de la lengua o los labios y corregir problemas de masticación o de habla.

G

Gingivitis: Inflamación de las encías causada por la acumulación de placa bacteriana. Es una condición reversible si se trata a tiempo mediante una buena higiene bucal y visitas regulares al dentista.

Glositis: Inflamación de la lengua, que puede causar hinchazón, dolor y cambios en el color y la textura de la lengua.

Granuloma Dental: Lesión inflamatoria en el tejido periodontal que puede formarse en respuesta a una infección crónica en la raíz del diente.

H

Halitosis: Mal aliento causado por la acumulación de bacterias en la boca. Puede ser un signo de mala higiene bucal o de problemas dentales o médicos subyacentes.

Hiperplasia Gingival: Aumento excesivo del tejido gingival, a menudo como respuesta a la inflamación o a ciertos medicamentos. Puede interferir con la higiene bucal y requerir tratamiento profesional.

Hipomineralización: Desarrollo deficiente del esmalte dental que lo hace más susceptible a la caries y al desgaste. Puede ser causado por factores genéticos o ambientales.

Hipersensibilidad Dental: Sensibilidad exagerada de los dientes a estímulos como el frío, el calor o los alimentos dulces, a menudo debido a la exposición de la dentina.

I

Impactación Dental: Situación en la que un diente no puede erupcionar normalmente debido a una obstrucción o falta de espacio. Los dientes impactados pueden requerir tratamiento quirúrgico.

Implante Dental: Dispositivo artificial que se inserta en el hueso de la mandíbula para reemplazar un diente perdido. Aunque menos común en la odontología pediátrica, los implantes pueden ser una opción en adolescentes con dentición permanente.

Infiltración: Procedimiento para tratar lesiones iniciales de caries mediante la infiltración de resinas que sellan y refuerzan la estructura dental afectada.

Injerto Gingival: Procedimiento quirúrgico para reparar y fortalecer las encías utilizando tejido de otra parte de la boca o de un donante.

L

Limpieza Dental: Procedimiento realizado por un profesional dental para eliminar la placa, el sarro y las manchas de los dientes. La limpieza dental es fundamental para prevenir la caries y la enfermedad periodontal.

Llenado Dental: Procedimiento para restaurar la forma y la función de un diente dañado por caries o trauma mediante la colocación de un material de obturación, como resina compuesta o amalgama.

Líquido de Fluoruración: Solución aplicada en la superficie de los dientes para fortalecer el esmalte y prevenir la caries. Es una parte integral de la estrategia de prevención dental.

M

Maloclusión: Alineación incorrecta de los dientes y la mandíbula que puede causar problemas de masticación, habla y estética. El tratamiento ortodóntico es a menudo necesario para corregir la maloclusión.

Masticación: Proceso de triturar los alimentos en la boca mediante los movimientos de los dientes y la mandíbula. Una masticación adecuada es crucial para la digestión y la salud bucal.

Matriz Dentaria: Molde utilizado en la restauración dental para dar forma al material de obturación y restaurar la forma anatómica del diente.

Mucositis Oral: Inflamación dolorosa de las membranas mucosas en la boca, a menudo como resultado de tratamientos médicos como la quimioterapia.

N

Necrosis Pulpar: Muerte del tejido pulpar del diente, generalmente causada por una infección o trauma. La necrosis pulpar puede requerir un tratamiento de conducto o la extracción del diente afectado.

Nervio Dental: Estructura nerviosa dentro del diente que proporciona sensibilidad y respuesta al dolor. Los procedimientos dentales pueden implicar el manejo del nervio para aliviar el dolor o tratar infecciones.

Nevus Oral: Mancha pigmentada o masa en la boca, que puede ser congénita o desarrollarse más tarde. Los nevos orales generalmente requieren evaluación para descartar malignidad.

O

Odontoblasto: Célula que forma la dentina en los dientes. Los odontoblastos son esenciales para la salud y el mantenimiento de la estructura dental.

Odontología Estética: Rama de la odontología que se enfoca en mejorar la apariencia de los dientes y la sonrisa mediante tratamientos como blanqueamiento, carillas y ortodoncia.

Odontopediatría: Especialidad de la odontología que se centra en la salud bucal de los niños desde la infancia hasta la adolescencia. La odontopediatría abarca la prevención, el diagnóstico y el tratamiento de las enfermedades dentales en los niños.

Ortodoncia: Especialidad de la odontología que se enfoca en la corrección de las maloclusiones y la alineación de los dientes y la mandíbula mediante el uso de aparatos ortodónticos.

P

Paladar Fisurado: Defecto congénito en el que el paladar no se forma completamente, dejando una abertura que puede afectar la alimentación, el habla y la salud bucal. El tratamiento generalmente implica cirugía y terapia ortopédica.

Periodontitis: Enfermedad inflamatoria crónica que afecta las encías y el hueso de soporte de los dientes, a menudo resultado de la gingivitis no tratada. La periodontitis puede causar la pérdida de dientes si no se trata adecuadamente.

Profilaxis Dental: Procedimiento de limpieza dental profesional que incluye la eliminación de placa y sarro, y la pulido de los dientes para prevenir la caries y la enfermedad periodontal.

Prognatismo: Protrusión excesiva de la mandíbula inferior o superior que puede afectar la alineación dental y la estética facial. El tratamiento puede incluir ortodoncia o cirugía.

Q

Quiste Dentígero: Lesión benigna que se forma alrededor de la corona de un diente no erupcionado, generalmente en los dientes permanentes. Puede requerir tratamiento quirúrgico para evitar complicaciones.

Quimioprofilaxis Dental: Uso de agentes químicos, como el flúor o los antibióticos, para prevenir enfermedades dentales y bucales.

R

Radiografía Dental: Imagen de los dientes y los huesos de la mandíbula obtenida mediante el uso de rayos X. Las radiografías son esenciales para el diagnóstico de problemas dentales que no son visibles a simple vista.

Resina Compuesta: Material de obturación dental utilizado para restaurar los dientes dañados por caries o trauma. Las resinas compuestas son estéticamente agradables y pueden coincidir con el color natural de los dientes.

Reparación Pulpar: Tratamiento para restaurar la función del tejido pulpar del diente, que puede incluir la pulpotomía o la pulpectomía.

Retenedores: Dispositivos utilizados después del tratamiento ortodóntico para mantener los dientes en su nueva posición y prevenir la recidiva de la maloclusión.

S

Sellantes Dentales: Materiales aplicados en las superficies de masticación de los dientes para prevenir la caries al crear una barrera física contra las bacterias y los alimentos.

Sinusitis Odontógena: Inflamación de los senos paranasales causada por una infección dental. Puede requerir tratamiento dental y médico para resolver la infección y los síntomas.

Síndrome de Pierre Robin: Condición congénita que incluye una mandíbula pequeña y una lengua que bloquea las vías respiratorias, lo que puede causar problemas de alimentación y respiración. Los niños con este síndrome a menudo requieren atención dental y médica especializada.

T

Tartrectomía: Procedimiento para eliminar el sarro acumulado en los dientes y las encías. La tartrectomía es una parte esencial de la limpieza dental profesional para prevenir la enfermedad periodontal.

Tejido Pulpar: Tejido blando dentro del diente que contiene nervios y vasos sanguíneos. El tejido pulpar es crucial para la vitalidad y la sensibilidad del diente.

Terapia Pulpar: Tratamiento para reparar y mantener la salud del tejido pulpar del diente, que puede incluir procedimientos como la pulpotomía o la pulpectomía.

Traumatismo Dental: Lesión a los dientes y las estructuras de soporte, que puede incluir fracturas, luxaciones o avulsiones. El manejo del traumatismo dental es crítico para preservar la salud y la función dental.

U

Ultrasonido Dental: Tecnología que utiliza ondas de ultrasonido para limpiar los dientes y eliminar la placa y el sarro. El ultrasonido dental es una herramienta eficaz para la limpieza profunda y la prevención de enfermedades bucales.

Úlceras Bucales: Lesiones dolorosas en la mucosa oral, que pueden ser causadas por trauma, infecciones o enfermedades sistémicas. Las úlceras bucales pueden requerir tratamiento para aliviar el dolor y promover la curación.

V

Veneers: Finas capas de material que se colocan en la superficie frontal de los dientes para mejorar su apariencia. Los veneers se utilizan para corregir problemas estéticos como el desgaste dental, las manchas o las desalineaciones menores.

Vesícula Oral: Pequeña bolsa llena de líquido en la mucosa oral, que puede ser causada por infecciones, trauma o enfermedades autoinmunes.

X

Xerostomía: Condición de sequedad en la boca debido a la disminución de la producción de saliva, que puede ser causada por medicamentos, enfermedades sistémicas o tratamientos médicos como la radioterapia.

Z

Zócalo Alveolar: Parte del hueso de la mandíbula que rodea y sostiene la raíz del diente. El zócalo alveolar es crucial para la estabilidad y la salud del diente.

BIBLIOGRAFIA

Parte I: Comprendiendo a los Niños Extraordinarios

1. **Capítulo 1: Introducción a la Odontología Pediátrica**

    o   Definición y alcance

    o   Historia de la odontología pediátrica

Referencias

1. American Academy of Pediatric Dentistry. (2021). *Pediatric Dentistry Reference Manual*. AAPD.

2. Casamassimo, P. S., Fields, H. W., McTigue, D. J., & Nowak, A. (2012). *Pediatric Dentistry: Infancy through Adolescence*. Elsevier Health Sciences.

3. Berkowitz, R. J. (2006). Causes, treatment and prevention of early childhood caries: A microbiologic perspective. *Journal of the Canadian Dental Association*, 72(5), 359-361.

4. Nowak, A. J., & Warren, J. J. (2000). Infant oral health and early childhood caries: Knowledge, attitudes, and practices. *Pediatric Dentistry*, 22(4), 237-243.

5. American Dental Association. (2020). *Guidelines for Preventive Dental Services*.

6. Milgrom, P., Weinstein, P., & Getz, T. (1995). *Treating Fearful Dental Patients: A Patient Management Handbook*. University of Washington.

7. Douglass, J. M., Douglass, A. B., & Silk, H. J. (2004). A practical guide to infant oral health. *American Family Physician*, 70(11), 2113-2120.

2. **Capítulo 2: Niños con Necesidades Especiales**
   - Tipos de necesidades especiales
   - Importancia del enfoque personalizado

Referencias

1. American Academy of Pediatric Dentistry. (2021). *Pediatric Dentistry Reference Manual*. AAPD.
2. Casamassimo, P. S., Fields, H. W., McTigue, D. J., & Nowak, A. (2012). *Pediatric Dentistry: Infancy through Adolescence*. Elsevier Health Sciences.
3. Berkowitz, R. J. (2006). Causes, treatment and prevention of early childhood caries: A microbiologic perspective. *Journal of the Canadian Dental Association*, 72(5), 359-361.
4. Nowak, A. J., & Warren, J. J. (2000). Infant oral health and early childhood caries: Knowledge, attitudes, and practices. *Pediatric Dentistry*, 22(4), 237-243.
5. American Dental Association. (2020). *Guidelines for Preventive Dental Services*.
6. Milgrom, P., Weinstein, P., & Getz, T. (1995). *Treating Fearful Dental Patients: A Patient Management Handbook*. University of Washington.

7. Douglass, J. M., Douglass, A. B., & Silk, H. J. (2004). A practical guide to infant oral health. *American Family Physician*, 70(11), 2113-2120.

8. Glick, M., et al. (2017). *Dental Management of the Medically Compromised Patient*. Elsevier.

9. Johnsen, D. C. (2016). *Pediatric Dentistry: Total Patient Care*. McGraw-Hill Education.

10. Wright, G. Z., Kupietzky, A., & Kennedy, D. B. (2014). *Behavior Management in Dentistry for Children*. Wiley-Blackwell.

3. **Capítulo 3: Desarrollo Infantil y Salud Dental**
    - Etapas del desarrollo infantil
    - Impacto en la salud buccal

Referencias

1. American Academy of Pediatric Dentistry. (2021). *Pediatric Dentistry Reference Manual*. AAPD.

2. Casamassimo, P. S., Fields, H. W., McTigue, D. J., & Nowak, A. (2012). *Pediatric Dentistry: Infancy through Adolescence*. Elsevier Health Sciences.

3. Berkowitz, R. J. (2006). Causes, treatment and prevention of early childhood caries: A microbiologic perspective. *Journal of the Canadian Dental Association*, 72(5), 359-361.

4. Nowak, A. J., & Warren, J. J. (2000). Infant oral health and early childhood caries: Knowledge, attitudes, and practices. *Pediatric Dentistry*, 22(4), 237-243.

5. American Dental Association. (2020). *Guidelines for Preventive Dental Services*.

6. Milgrom, P., Weinstein, P., & Getz, T. (1995). *Treating Fearful Dental Patients: A Patient Management Handbook*. University of Washington.

7. Douglass, J. M., Douglass, A. B., & Silk, H. J. (2004). A practical guide to infant oral health. *American Family Physician*, 70(11), 2113-2120.

8. Johnsen, D. C. (2016). *Pediatric Dentistry: Total Patient Care*. McGraw-Hill Education.

9. Wright, G. Z., Kupietzky, A., & Kennedy, D. B. (2014). *Behavior Management in Dentistry for Children*. Wiley-Blackwell.

10. Glick, M., et al. (2017). *Dental Management of the Medically Compromised Patient*. Elsevier.

4. **Capítulo 4: Factores Psicológicos y Emocionales**
    - Miedo y ansiedad dental
    - Estrategias para el manejo emocional

Referencias

1. American Academy of Pediatric Dentistry. (2021). *Pediatric Dentistry Reference Manual*. AAPD.

2. Casamassimo, P. S., Fields, H. W., McTigue, D. J., & Nowak, A. (2012). *Pediatric Dentistry: Infancy through Adolescence.* Elsevier Health Sciences.

3. Freeman, R., & Sheiham, A. (2005). Understanding dental anxiety: Recent developments. *Journal of Dental Research,* 84(6), 567-573.

4. Armfield, J. M. (2010). Development and validation of the Index of Dental Anxiety and Fear (IDAF-4C+). *Psychological Assessment,* 22(2), 279-287.

5. Milgrom, P., Weinstein, P., & Getz, T. (1995). *Treating Fearful Dental Patients: A Patient Management Handbook.* University of Washington.

6. American Dental Association. (2020). *Guidelines for Preventive Dental Services.*

7. Klingberg, G., & Broberg, A. G. (2007). Dental fear and behavior management problems in children and adolescents: A review of prevalence and concomitant psychological factors. *International Journal of Paediatric Dentistry,* 17(6), 391-406.

8. Wright, G. Z., Kupietzky, A., & Kennedy, D. B. (2014). *Behavior Management in Dentistry for Children.* Wiley-Blackwell.

9. Kotsanos, N., & Arapostathis, K. N. (2004). The influence of dental fear in children on the choice of behavior management techniques. *Journal of Clinical Pediatric Dentistry,* 28(3), 193-198.

10. Glick, M., et al. (2017). *Dental Management of the Medically Compromised Patient.* Elsevier.

Parte II: Estrategias de Manejo en la Clínica Dental

5. **Capítulo 5: Preparación y Ambiente Clínico**

    o   Diseño de la clínica amigable para niños

    o   Equipos y tecnologías recomendadas

Referencias

1. American Academy of Pediatric Dentistry. (2021). *Pediatric Dentistry Reference Manual*. AAPD.

2. Casamassimo, P. S., Fields, H. W., McTigue, D. J., & Nowak, A. (2012). *Pediatric Dentistry: Infancy through Adolescence*. Elsevier Health Sciences.

3. Freeman, R., & Sheiham, A. (2005). Understanding dental anxiety: Recent developments. *Journal of Dental Research*, 84(6), 567-573.

4. Milgrom, P., Weinstein, P., & Getz, T. (1995). *Treating Fearful Dental Patients: A Patient Management Handbook*. University of Washington.

5. American Dental Association. (2020). *Guidelines for Preventive Dental Services*.

6. Wright, G. Z., Kupietzky, A., & Kennedy, D. B. (2014). *Behavior Management in Dentistry for Children*. Wiley-Blackwell.

7. Kotsanos, N., & Arapostathis, K. N. (2004). The influence of dental fear in children on the choice of behavior management techniques. *Journal of Clinical Pediatric Dentistry*, 28(3), 193-198.

8. Glick, M., et al. (2017). *Dental Management of the Medically Compromised Patient*. Elsevier.

9. Dawood, A., Marti Marti, B., Sauret-Jackson, V., & Darwood, A. (2015). 3D printing in dentistry. *British Dental Journal*, 219(11), 521-529.

10. Chen, C. Y., Cho, M. E., & Lin, H. C. (2019). The application of artificial intelligence in the dental field: A systematic review. *Journal of Dental Sciences*, 14(2), 115-121.

6. **Capítulo 6: Comunicación Efectiva con Niños y Padres**
    - Técnicas de comunicación
    - Educación a los padres sobre la salud dental

Referencias

1. American Academy of Pediatric Dentistry. (2021). *Pediatric Dentistry Reference Manual*. AAPD.

2. Casamassimo, P. S., Fields, H. W., McTigue, D. J., & Nowak, A. (2012). *Pediatric Dentistry: Infancy through Adolescence*. Elsevier Health Sciences.

3. Freeman, R., & Sheiham, A. (2005). Understanding dental anxiety: Recent developments. *Journal of Dental Research*, 84(6), 567-573.

4. Milgrom, P., Weinstein, P., & Getz, T. (1995). *Treating Fearful Dental Patients: A Patient Management Handbook*. University of Washington.

5. American Dental Association. (2020). *Guidelines for Preventive Dental Services*.

6. Wright, G. Z., Kupietzky, A., & Kennedy, D. B. (2014). *Behavior Management in Dentistry for Children*. Wiley-Blackwell.

7. Kotsanos, N., & Arapostathis, K. N. (2004). The influence of dental fear in children on the choice of behavior management techniques. *Journal of Clinical Pediatric Dentistry*, 28(3), 193-198.

8. Glick, M., et al. (2017). *Dental Management of the Medically Compromised Patient*. Elsevier.

9. Gilchrist, F., & Marshman, Z. (2018). Child-centred approaches to evaluating and improving oral health-related quality of life. *Community Dental Health*, 35(2), 113-119.

10. Milsom, K. M., & Blinkhorn, A. S. (2000). Communication with children and parents: A dental team's approach to improving the care of children in practice. *British Dental Journal*, 188(4), 200-204.

7. **Capítulo 7: Técnicas de Manejo del Comportamiento**

    o   Técnicas de comportamiento no farmacológicas

    o   Manejo farmacológico: sedación y anestesia

Referencias

1. American Academy of Pediatric Dentistry. (2021). *Pediatric Dentistry Reference Manual*. AAPD.

2. Casamassimo, P. S., Fields, H. W., McTigue, D. J., & Nowak, A. (2012). *Pediatric Dentistry: Infancy through Adolescence*. Elsevier Health Sciences.

3. Freeman, R., & Sheiham, A. (2005). Understanding dental anxiety: Recent developments. *Journal of Dental Research*, 84(6), 567-573.

4. Milgrom, P., Weinstein, P., & Getz, T. (1995). *Treating Fearful Dental Patients: A Patient Management Handbook*. University of Washington.

5. Wright, G. Z., Kupietzky, A., & Kennedy, D. B. (2014). *Behavior Management in Dentistry for Children*. Wiley-Blackwell.

6. Kotsanos, N., & Arapostathis, K. N. (2004). The influence of dental fear in children on the choice of behavior management techniques. *Journal of Clinical Pediatric Dentistry*, 28(3), 193-198.

7. Glick, M., et al. (2017). *Dental Management of the Medically Compromised Patient*. Elsevier.

8. Arapostathis, K. N., et al. (2008). Comparison of acceptance and effectiveness of four different behavior management techniques in children. *Pediatric Dentistry*, 30(5), 379-386.

9. Carrasco-Labra, A., et al. (2017). Evaluation of the use of sedative agents in pediatric dental patients. *Journal of the American Dental Association*, 148(7), 501-512.

10. Malamed, S. F. (2017). *Sedation: A Guide to Patient Management*. Elsevier.

8. **Capítulo 8: Procedimientos Comunes en Odontología Pediátrica**

- o Profilaxis y fluoruración
- o Tratamientos restaurativos

Referencias

1. American Academy of Pediatric Dentistry. (2021). *Pediatric Dentistry Reference Manual*. AAPD.

2. Casamassimo, P. S., Fields, H. W., McTigue, D. J., & Nowak, A. (2012). *Pediatric Dentistry: Infancy through Adolescence*. Elsevier Health Sciences.

3. Wright, G. Z., Kupietzky, A., & Kennedy, D. B. (2014). *Behavior Management in Dentistry for Children*. Wiley-Blackwell.

4. Milgrom, P., Weinstein, P., & Getz, T. (1995). *Treating Fearful Dental Patients: A Patient Management Handbook*. University of Washington.

5. Kotsanos, N., & Arapostathis, K. N. (2004). The influence of dental fear in children on the choice of behavior management techniques. *Journal of Clinical Pediatric Dentistry*, 28(3), 193-198.

6. Glick, M., et al. (2017). *Dental Management of the Medically Compromised Patient*. Elsevier.

7. Gilchrist, F., & Marshman, Z. (2018). Child-centred approaches to evaluating and improving oral health-related quality of life. *Community Dental Health*, 35(2), 113-119.

8. Frencken, J. E., Peters, M. C., Manton, D. J., Leal, S. C., Gordan, V. V., & Eden, E. (2012). Minimal intervention dentistry for managing dental caries – a review: Report

of a FDI task group. *International Dental Journal*, 62(5), 223

9. **Capítulo 9: Emergencias Dentales en Niños**
    - o Prevención y manejo de traumas dentales
    - o Primeros auxilios dentales

Referencias

1. American Academy of Pediatric Dentistry. (2021). *Pediatric Dentistry Reference Manual*. AAPD.

2. Casamassimo, P. S., Fields, H. W., McTigue, D. J., & Nowak, A. (2012). *Pediatric Dentistry: Infancy through Adolescence*. Elsevier Health Sciences.

3. Wright, G. Z., Kupietzky, A., & Kennedy, D. B. (2014). *Behavior Management in Dentistry for Children*. Wiley-Blackwell.

4. Milgrom, P., Weinstein, P., & Getz, T. (1995). *Treating Fearful Dental Patients: A Patient Management Handbook*. University of Washington.

5. Andreasen, J. O., & Andreasen, F. M. (2018). *Textbook and Color Atlas of Traumatic Injuries to the Teeth*. Wiley-Blackwell.

6. Glick, M., et al. (2017). *Dental Management of the Medically Compromised Patient*. Elsevier.

7. Glendor, U., et al. (2007). Incidence of traumatic dental injuries – a prospective study in children aged 0–6 years. *Dental Traumatology*, 23(4), 181-187.

8. Gilchrist, F., & Marshman, Z. (2018). Child-centred approaches to evaluating and improving oral health-related quality of life. *Community Dental Health*, 35(2), 113-119.

9. Lauridsen, E., et al. (2017). Guidelines for the management of traumatic dental injuries: 1. Fractures and luxations of permanent teeth. *Dental Traumatology*, 34(1), 2-12.

Parte III: Marketing y Gestión de una Clínica Pediátrica

10. **Capítulo 10: Marketing en la Odontología Pediátrica**
    o Estrategias de marketing digital
    o Publicidad y redes sociales

Referencias

1. American Academy of Pediatric Dentistry. (2021). *Pediatric Dentistry Reference Manual*. AAPD.

2. Casamassimo, P. S., Fields, H. W., McTigue, D. J., & Nowak, A. (2012). *Pediatric Dentistry: Infancy through Adolescence*. Elsevier Health Sciences.

3. Gillin, P., & Schwartzman, E. (2011). *Social Marketing to the Business Customer: Listen to Your B2B Market, Generate Major Account Leads, and Build Client Relationships*. Wiley.

4. Scott, D. M. (2020). *The New Rules of Marketing and PR: How to Use Social Media, Blogs, News Releases, Online*

Video, and Viral Marketing to Reach Buyers Directly. John Wiley & Sons.

5. Smith, P. R., & Zook, Z. (2016). *Marketing Communications: Integrating Offline and Online with Social Media*. Kogan Page.

6. Glick, M., et al. (2017). *Dental Management of the Medically Compromised Patient*. Elsevier.

7. Enge, E., et al. (2019). *The Art of SEO: Mastering Search Engine Optimization*. O'Reilly Media.

8. Holliman, G., & Rowley, J. (2014). Business to business digital content marketing: marketers' perceptions of best practice. *Journal of Research in Interactive Marketing*, 8(4), 269-293.

9. Solis, B. (2011). *Engage!: The Complete Guide for Brands and Businesses to Build, Cultivate, and Measure Success in the New Web*. John Wiley & Sons.

10. King, K. L. (2013). Digital marketing: A practical approach for dentists. *Journal of the American Dental Association*, 144(5), 530-539.

11. **Capítulo 11: Fidelización de Pacientes**
    - Creación de una experiencia memorable
    - Programas de seguimiento y recordatorios

Referencias

1. American Academy of Pediatric Dentistry. (2021). *Pediatric Dentistry Reference Manual*. AAPD.

2. Casamassimo, P. S., Fields, H. W., McTigue, D. J., & Nowak, A. (2012). *Pediatric Dentistry: Infancy through Adolescence*. Elsevier Health Sciences.

3. Scott, D. M. (2020). *The New Rules of Marketing and PR: How to Use Social Media, Blogs, News Releases, Online Video, and Viral Marketing to Reach Buyers Directly*. John Wiley & Sons.

4. Fitzpatrick, R., & Menzies, K. (2018). *Dental Practice Management: Essential Tips for Success*. Wiley-Blackwell.

5. Reichheld, F. F. (2006). *The Ultimate Question: Driving Good Profits and True Growth*. Harvard Business School Press.

6. Wright, G. Z., Kupietzky, A., & Kennedy, D. B. (2014). *Behavior Management in Dentistry for Children*. Wiley-Blackwell.

7. McCarthy, R., & Pugliese, D. M. (2015). *Successful Dental Practice: A Management Manual*. Springer.

8. Holtz, S. (2016). *Corporate Conversations: A Guide to Crafting Effective and Appropriate Internal Communications*. Amacom.

9. Barlow, J., & Stewart, P. (2013). *Branded Customer Service: The New Competitive Edge*. Berrett-Koehler Publishers.

10. King, K. L. (2013). Patient loyalty programs: A study in pediatric dental practices. *Journal of the American Dental Association*, 144(7), 853-860.

12. **Capítulo 12: Gestión de la Práctica Dental Pediátrica**

    o   Administración eficiente

    o   Gestión del personal y formación continua

Referencias

1. American Academy of Pediatric Dentistry. (2021). *Pediatric Dentistry Reference Manual*. AAPD.

2. Casamassimo, P. S., Fields, H. W., McTigue, D. J., & Nowak, A. (2012). *Pediatric Dentistry: Infancy through Adolescence*. Elsevier Health Sciences.

3. Gillin, P., & Schwartzman, E. (2011). *Social Marketing to the Business Customer: Listen to Your B2B Market, Generate Major Account Leads, and Build Client Relationships*. Wiley.

4. Scott, D. M. (2020). *The New Rules of Marketing and PR: How to Use Social Media, Blogs, News Releases, Online Video, and Viral Marketing to Reach Buyers Directly*. John Wiley & Sons.

5. Wright, G. Z., Kupietzky, A., & Kennedy, D. B. (2014). *Behavior Management in Dentistry for Children*. Wiley-Blackwell.

6. Fitzpatrick, R., & Menzies, K. (2018). *Dental Practice Management: Essential Tips for Success*. Wiley-Blackwell.

7. Reichheld, F. F. (2006). *The Ultimate Question: Driving Good Profits and True Growth*. Harvard Business School Press.

8. McCarthy, R., & Pugliese, D. M. (2015). *Successful Dental Practice: A Management Manual*. Springer.

9. King, K. L. (2013). The impact of employee training on patient satisfaction in dental practices. *Journal of the American Dental Association*, 144(8), 950-957.

10. Enge, E., et al. (2019). *The Art of SEO: Mastering Search Engine Optimization*. O'Reilly Media.

11. Solis, B. (2011). *Engage!: The Complete Guide for Brands and Businesses to Build, Cultivate, and Measure Success in the New Web*. John Wiley & Sons.

12. Smith, P. R., & Zook, Z. (2016). *Marketing Communications: Integrating Offline and Online with Social Media*. Kogan Page.

13. **Capítulo 13: Ética y Responsabilidad Social**
    - Ética en la práctica pediátrica
    - Participación comunitaria y responsabilidad social

Referencias

1. American Academy of Pediatric Dentistry. (2021). *Pediatric Dentistry Reference Manual*. AAPD.

2. Casamassimo, P. S., Fields, H. W., McTigue, D. J., & Nowak, A. (2012). *Pediatric Dentistry: Infancy through Adolescence*. Elsevier Health Sciences.

3. Beauchamp, T. L., & Childress, J. F. (2019). *Principles of Biomedical Ethics*. Oxford University Press.

4. Glick, M., et al. (2017). *Dental Management of the Medically Compromised Patient*. Elsevier.

5. Ozar, D. T., & Sokol, D. J. (2002). *Dental Ethics at Chairside: Professional Principles and Practical Applications*. Georgetown University Press.

6. Wright, G. Z., Kupietzky, A., & Kennedy, D. B. (2014). *Behavior Management in Dentistry for Children*. Wiley-Blackwell.

7. Fitzgerald, R., & Nichols, P. (2017). *Corporate Social Responsibility: A Case Study Approach*. Routledge.

8. McCarthy, R., & Pugliese, D. M. (2015). *Successful Dental Practice: A Management Manual*. Springer.

9. King, K. L. (2013). The role of dental ethics in pediatric practice: A study of ethical dilemmas and decision-making. *Journal of the American Dental Association*, 144(8), 950-957.

10. Solis, B. (2011). *Engage!: The Complete Guide for Brands and Businesses to Build, Cultivate, and Measure Success in the New Web*. John Wiley & Sons.

11. Smith, P. R., & Zook, Z. (2016). *Marketing Communications: Integrating Offline and Online with Social Media*. Kogan Page.

Parte IV: Casos Prácticos y Estudios de Caso

14. **Capítulo 14: Casos Clínicos en Odontología Pediátrica**

    o   Presentación de casos reales

    o   Análisis y soluciones propuestas

Referencias

1. American Academy of Pediatric Dentistry. (2021). *Pediatric Dentistry Reference Manual.* AAPD.

2. Casamassimo, P. S., Fields, H. W., McTigue, D. J., & Nowak, A. (2012). *Pediatric Dentistry: Infancy through Adolescence.* Elsevier Health Sciences.

3. Andreasen, J. O., & Andreasen, F. M. (2018). *Textbook and Color Atlas of Traumatic Injuries to the Teeth.* Wiley-Blackwell.

4. Glick, M., et al. (2017). *Dental Management of the Medically Compromised Patient.* Elsevier.

5. McDonald, R. E., & Avery, D. R. (2010). *Dentistry for the Child and Adolescent.* Elsevier Health Sciences.

6. Wright, G. Z., Kupietzky, A., & Kennedy, D. B. (2014). *Behavior Management in Dentistry for Children.* Wiley-Blackwell.

7. Flores, M. T., et al. (2007). Guidelines for the management of traumatic dental injuries. I. Fractures and luxations of permanent teeth. *Dental Traumatology*, 23(2), 66-71.

8. Feigal, R. J. (2001). Guidelines for the management of traumatic dental injuries. II. Avulsion of permanent teeth. *Pediatric Dentistry, 23*(3), 225-231.

9. Glasrud, P. H., & Stratigos, G. T. (2005). *Essentials of Orthodontics: Diagnosis and Treatment*. Wiley-Blackwell.

10. Slayton, R. L. (2010). *Clinical Decision Making in Pediatric Dentistry*. Wiley-Blackwell.

15. **Capítulo 15: Lecciones Aprendidas de la Práctica Clínica**

    o Reflexiones sobre la experiencia clínica

    o Mejores prácticas y consejos prácticos

Referencias

1. American Academy of Pediatric Dentistry. (2021). *Pediatric Dentistry Reference Manual*. AAPD.

2. Casamassimo, P. S., Fields, H. W., McTigue, D. J., & Nowak, A. (2012). *Pediatric Dentistry: Infancy through Adolescence*. Elsevier Health Sciences.

3. Schön, D. A. (1983). *The Reflective Practitioner: How Professionals Think in Action*. Basic Books.

4. Ozar, D. T., & Sokol, D. J. (2002). *Dental Ethics at Chairside: Professional Principles and Practical Applications*. Georgetown University Press.

5. Glick, M., et al. (2017). *Dental Management of the Medically Compromised Patient*. Elsevier.

6. Wright, G. Z., Kupietzky, A., & Kennedy, D. B. (2014). *Behavior Management in Dentistry for Children*. Wiley-Blackwell.

7. Ghane, F., et al. (2018). Reflection on clinical practice and learning: A qualitative study of nursing students and their instructors. *Journal of Advanced Nursing*, 74(3), 658-667.

8. Gilmore, M., & Campbell, L. (2017). *Reflective Practice in Nursing*. SAGE Publications.

9. Saldaña, J., & Omasta, M. (2018). *Qualitative Research: Analyzing Life*. SAGE Publications.

10. King, K. L. (2013). Improving clinical outcomes through reflective practice in dental education. *Journal of Dental Education*, 77(2), 225-230.

Parte V: Recursos Adicionales

16. **Capítulo 16: Guías y Protocolos**

    o Protocolos de tratamiento

    o Guías para padres y cuidadores

Referencias

1. American Academy of Pediatric Dentistry. (2021). *Pediatric Dentistry Reference Manual*. AAPD.

2. Casamassimo, P. S., Fields, H. W., McTigue, D. J., & Nowak, A. (2012). *Pediatric Dentistry: Infancy through Adolescence*. Elsevier Health Sciences.

3. Wright, G. Z., Kupietzky, A., & Kennedy, D. B. (2014). *Behavior Management in Dentistry for Children*. Wiley-Blackwell.

4. McDonald, R. E., & Avery, D. R. (2010). *Dentistry for the Child and Adolescent*. Elsevier Health Sciences.

5. Alaluusua, S. (2014). Caries management in children: Recommendations and clinical protocols. *European Archives of Paediatric Dentistry*, 15(2), 83-89.

6. Featherstone, J. D. B. (2000). The science and practice of caries prevention. *Journal of the American Dental Association*, 131(7), 887-899.

7. Andreasen, J. O., & Andreasen, F. M. (2018). *Textbook and Color Atlas of Traumatic Injuries to the Teeth*. Wiley-Blackwell.

8. Glick, M., et al. (2017). *Dental Management of the Medically Compromised Patient*. Elsevier.

9. Kumar, S., & Kroon, J. (2019). Oral health promotion and prevention strategies. *International Journal of Pediatric Dentistry*, 29(S1), 45-50.

10. American Dental Association. (2020). *Guidelines for the Use of Sedation and General Anesthesia by Dentists*. ADA.

www.ingramcontent.com/pod-product-compliance
Lightning Source LLC
Chambersburg PA
CBHW052141220526
45471CB00004B/1478